Palliative Care und Forschung

Palliative Care ist eine interprofessionelle, klinisch und kommunikativ ausgerichtete Teamleistung, die sich an Patienten und deren Angehörige richtet. Bei der Versorgung eines Palliativpatienten geht es nicht nur um die Behandlung krankheitsbedingter Symptome, sondern vor allem auch um Zuwendung an die Adresse eines Patienten, um die Schaffung geeigneter Versorgungsangebote, um die Unterstützung von Familien und um konkrete Mitverantwortung. Über die Erfahrungswelten von Palliativpatienten in Deutschland gibt es nur wenige Erkenntnisse. In diesem Bereich besteht ein Forschungsbedarf, der sich auf Sachthemen wie die subjektiven Sichtweisen von Patienten und Angehörigen, auf Interaktionen am Lebensende, auf Lebenswelten des Sterbens und nicht zuletzt auf soziale Strukturen von Versorgungseinheiten bezieht. Diese und andere Sachthemen können durch qualitative und sozialwissenschaftliche Forschungsmethoden erschlossen werden, die in Deutschland bislang nur sehr selten im Bereich der Erforschung von Palliative Care eingesetzt werden. Die Reihe Palliative Care und Forschung möchte mithelfen, diesen Mangel im deutschen Sprachraum zu beseitigen.

Martin Schnell · Christian Schulz
Harald Kolbe · Christine Dunger (Hrsg.)

Der Patient am Lebensende

Eine Qualitative Inhaltsanalyse

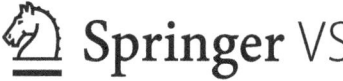

Herausgeber
Martin Schnell
Christine Dunger
Witten/Herdecke, Deutschland

Christian Schulz
Düsseldorf, Deutschland

Harald Kolbe
Herne, Deutschland

ISBN 978-3-531-19659-6   ISBN 978-3-531-19660-2 (eBook)
DOI 10.1007/978-3-531-19660-2

Die Deutsche Nationalbibliothek verzeichnet diese Publikation in der Deutschen Nationalbibliografie; detaillierte bibliografische Daten sind im Internet über http://dnb.d-nb.de abrufbar.

Springer VS
© Springer Fachmedien Wiesbaden 2013
Das Werk einschließlich aller seiner Teile ist urheberrechtlich geschützt. Jede Verwertung, die nicht ausdrücklich vom Urheberrechtsgesetz zugelassen ist, bedarf der vorherigen Zustimmung des Verlags. Das gilt insbesondere für Vervielfältigungen, Bearbeitungen, Übersetzungen, Mikroverfilmungen und die Einspeicherung und Verarbeitung in elektronischen Systemen.

Die Wiedergabe von Gebrauchsnamen, Handelsnamen, Warenbezeichnungen usw. in diesem Werk berechtigt auch ohne besondere Kennzeichnung nicht zu der Annahme, dass solche Namen im Sinne der Warenzeichen- und Markenschutz-Gesetzgebung als frei zu betrachten wären und daher von jedermann benutzt werden dürften.

Gedruckt auf säurefreiem und chlorfrei gebleichtem Papier

Springer VS ist eine Marke von Springer DE. Springer DE ist Teil der Fachverlagsgruppe Springer Science+Business Media.
www.springer-vs.de

Inhalt

Vorwort 7

Martin W. Schnell/Harald Kolbe
Die Qualitative Inhaltsanalyse im Licht der Wissenschaftstheorie 9

Christina Ramsenthaler
Was ist „Qualitative Inhaltsanalyse?" 23

Christian Schulz
Der Patient am Lebensende – Gespräche zwischen Palliativpatienten und
Medizinstudierenden am Lebensende: eine qualitative Untersuchung über
Einblicke in die Erlebniswelt von Patienten 43
1. Zusammenfassung des Anwendungsbeispiels zur
   Qualitativen Inhaltsanalyse nach Mayring im Forschungsumfeld des
   Lebensendes 43
2. Einleitung und Hintergrund 45
3. Ziele der Studie 59
4. Datenmaterial und Methoden 62
5. Ergebnisse 95
6. Diskussion 112
7. Schlussfolgerungen 119
Anhang 125

Christine Dunger
Qualitative Inhaltsanalyse – eine kommentierte Literaturliste 147

Zu den Autoren 153

Vorwort

Palliative Care ist eine interprofessionelle, klinisch und kommunikativ ausgerichtete Teamleistung, die sich an Patienten und deren Angehörige richtet. Bei der Versorgung eines Palliativpatienten geht es nicht nur um die Behandlung krankheitsbedingter Symptome, sondern vor allem auch um Zuwendung an die Adresse eines Patienten, um die Schaffung geeigneter Versorgungsangebote, um die Unterstützung von Familien und um konkrete Mitverantwortung. Manchmal sind diese interpersonalen und sozialen Hilfeleistungen in einem entsprechenden, ambulanten oder stationären Setting die einzige Leistung, die von der Palliativversorgung am Lebensende noch erbracht werden kann.

Über die Erfahrungswelten von Palliativpatienten in Deutschland gibt es nur wenige Erkenntnisse. In diesem Bereich besteht ein Forschungsbedarf, der sich auf Sachthemen wie die subjektiven Sichtweisen von Patienten und Angehörigen, auf Interaktionen am Lebensende, auf Lebenswelten des Sterbens und nicht zuletzt auf soziale Strukturen von Versorgungseinheiten bezieht.

Diese und andere Sachthemen können durch qualitative und sozialwissenschaftliche Forschungsmethoden erschlossen werden, die in Deutschland bislang nur sehr selten im Bereich der Erforschung von Palliative Care eingesetzt werden.

Die Buchreihe *Palliative Care und Forschung* möchte mithelfen, diesen Mangel im deutschen Sprachraum zu beseitigen. Zu diesem Zweck bietet jeder Band der Reihe:
- die Darstellung einer qualitativ bzw. sozialwissenschaftlich ausgerichteten Methode,
- eine wissenschaftstheoretische Reflexion dieser Methode,
- eine Studie, die die Erschließungskraft der Methode im Bereich Palliative Care bei der Arbeit vorstellt und die damit zugleich Wissen über bestimmte Aspekte der Erfahrungswelten von Palliativpatienten präsentiert,
- die Kommentierung ausgewählter Primär- und Sekundärliteratur zur dargestellten Methode.

Diese Buchreihe richtet sich an: Forscher, Nachwuchswissenschaftler, evidenzbasiert arbeitende Versorger (Ärzte, Pflegende, Therapeuten), Studierende im Bereich von Palliative Care.

***

Der vorliegende erste Band der Buchreihe *Palliative Care und Forschung* befasst sich mit *Patienten am Lebensende*. Um einen Einblick in deren Selbstsicht zu erlangen, wurden die Patienten gebeten, mit Studierenden zu sprechen. Die Studierenden sind als Gesprächspartner der sterbenden Menschen gewählt worden, da sie, im Unterschied zu professionellen Begleitern wie etwa Ärzten, nicht auf bestimmte Behandlungen fokussiert sind und daher in gewisser Hinsicht den Patienten offener gegenübertreten.

Es zeigte sich, dass Palliativpatienten die Möglichkeit zu Gesprächen mit Studierenden schätzen. Die Patienten sind bereit zur offenen Diskussion der emotionalen Aspekte ihrer persönlichen Situation. Sie wünschen sich, dass man ihnen Fragen stellt, ihnen aktiv zuhört, dass ihrem Erzählen Raum und Zeit geschenkt wird, und erwarten aktive Beteiligung von Seiten der Studierenden. Patienten haben ein Bedürfnis nach offener Kommunikation und sind sich bewusst, dass die Studierenden als Lernende in die Begegnung kommen, denen Erfahrung in der Kommunikation mit Schwerkranken fehlt, daher begegnen sie möglichen Fehlern von Studierenden während der Gespräche mit Toleranz und Geduld.

Diese Ergebnisse wurden mit der Methode der *Qualitativen Inhaltsanalyse* nach Philip Mayring ermittelt. Entsprechende Daten lieferten dabei die Texte von semistrukturierten Tiefeninterviews, die durch die Qualitative Inhaltsanalyse induktiv kodiert worden sind. Der vorliegende Band stellt diese Methode zunächst vor, reflektiert sie und beobachtet sie dann bei der Durchführung.

Martin W. Schnell
Christian Schulz
Harald Kolbe
Christine Dunger
im Juli 2012

Martin W. Schnell/Harald Kolbe

Die Qualitative Inhaltsanalyse im Licht der Wissenschaftstheorie

Wissenschaftstheorie ist eine Reflexion auf die Bedingungen der Möglichkeiten und deren Grenzen, durch die methodisch verfahrende Forschungen empirische Wahrheit, Sinn und Bedeutung hervorbringen. Diese Definition ist im Ausgang von Pierre Bourdieu und Arbeiten zum „medizinischen Feld" im Anschluss an Bourdieu (Schnell 2005, Schnell 2009) gebildet. – Gemäß dieser Perspektive soll zunächst der Zusammenhang von Selbstinterpretation und sozialer Strukturen in der qualitativen Forschung betrachtet werden und vor diesem Hintergrund dann speziell die Qualitative Inhaltsanalyse.

Selbstinterpretationen und soziale Strukturen

Qualitativ ausgerichtete Forschungen dienen dem Versuch, Zugänge zu subjektiven Sichtweisen von Akteuren zu erhalten. Konkrete und bisweilen dichte Beschreibungen sollen besser in der Lage sein, verständlich machen zu können, wie z.B. Menschen mit chronischen Krankheiten leben als dieses durch standardisierte Befragungen möglich wäre. Qualitative Forschungen sind *näher dran* (Flick et al. 2003: 17, 19)!

Harold Garfinkel, einer der Nestoren der qualitativen Soziologie, hebt hervor, dass die Gegenstandsnähe dadurch erreicht wird, dass die wissenschaftlichen Beschreibungen vom „Standpunkt des Mitgliedes" (Garfinkel 1962: 189) jener Alltagswelt erfolgen, die aktuell gerade beschrieben werden soll. Mit anderen Worten: Wer wissen möchte, ob eine Krankenschwester Respekt für ihre Patienten empfindet, frage sie einfach danach!

Der Vorteil der qualitativen Forschung besteht darin, dass anerkannt wird, dass die Selbstinterpretationen von Akteuren zur Konstitution einer sozialen Realität hinzugehören. Durch diese Anerkennung kann Forschung ihren Probanden zusätzlich eine gewisse Mündigkeit ermöglichen, da die Probanden (etwa durch die Verwendung von in-vivo codes) quasi selbst zur Sprache kommen und nicht von rein äußerlichen Kategorien bevormundet werden und somit auch nicht hinter einer Expertensprache verschwinden. Besonders dann nicht, wenn außer der Forschung niemand sonst den Probanden eine Stimme verleiht.

Der Nachteil einer bestimmten qualitativen Forschung, die sich zu stark einem Subjektivismus nähert, kann darin bestehen, dass sie die „Illusionen der persönlichen Meinung" (Pierre Bourdieu) nicht durchschaut. Eine Krankenschwester hat nicht nur deshalb Respekt vor kranken Menschen, weil sie grundsätzlich „alle Patienten liebt", sondern weil ihr gar nichts anderes übrig bleibt. In ihrer Arbeit ist sie – im Unterschied zum Arzt – einer permanenten Ansprechbarkeit ausgesetzt. Die Selbstinterpretation der Schwester, „für ihre Patienten da zu sein" macht aus der Not, nämlich ohnehin „da sein" zu müssen, eine Tugend. Die Tugend, dass Pflegende per se „Anwälte des Patienten" sind, ist eine Illusion oder stellt sich sehr häufig als eine solche heraus (Schnell 2012).

Um den Illusionen des gesunden Menschenverstandes entkommen zu können, bedarf es einer Objektivierung der subjektiven Sicht der Welt, die von Akteuren vertreten wird (Bourdieu 1970: 41). Diese Objektivierung geschieht durch einen Bruch mit der alltäglichen Sicht der Welt, wie Gaston Bachelard hervorhebt (Bachelard 1974: 19).

Eine objektivierende Betrachtung der sozialen Welt sieht, wie Emile Durkheim sagt, Individuen als Tatsachen an. Diese Betrachtungsweise ist der Feind der Selbstinterpretation des Ich (Alain Touraine)! Die objektivierende Analyse glaubt dem Ich nicht, wenn es sagt, dass es seine Patienten respektiere, weil es sie liebe. Sie sucht nach tieferliegenden Gründen, die dem Bewusstsein verborgen bleiben und findet soziale Strukturen, wie Dienstpläne, Teamkultur auf der Station oder Hierarchien, die es nahe legen, dass sich Pflegende als „Anwälte des Patienten" bezeichnen. Vor allem dann, wenn ihnen sonst kaum eine bedeutsame Stellung im Krankenhaus eingeräumt wird.

Der Nachteil einer rein objektivierenden Betrachtung kann darin bestehen, dass sie soziale Strukturen als autonome handlungsfähige Größen betrachtet (ähnlich wie dieses die Neurobiologie mit dem menschlichen Hirn tut), die Akteure wie Marionetten durch das Schauspiel einer sozialen Welt dirigieren. Die Selbstsicht von Personen, die die qualitative Forschung in den Mittelpunkt ihrer Bemühungen rückt, würde dadurch entwertet werden.

> In der Qualitativen Forschung gilt es, Subjektivismus und Objektivismus zu vermeiden! Eine empirische verfahrende Wissenschaft sollte daher den Zusammenhang zwischen Selbstinterpretationen von Akteuren und sozialen Strukturen, innerhalb derer sich Akteure bewegen, sprechen und handeln, nicht aus dem Blick verlieren.

Daten – was ist das eigentlich?

„Everything is data!" Dieser bekannte Slogan taucht immer wieder in Forschungshandbüchern auf. Danach seien alle Informationen, denen ein Forscher während seiner Forschung begegnet, Daten und als solche auswertbar. Dem steht allerdings die Tatsache gegenüber, dass Forschung methodisch verfährt und dass Methoden selektiv ansetzen. Meist, fast immer, werden nicht alle Informationen als Daten behandelt, sondern nur bestimmte (Kuckartz 2012: 41f). Entweder, das von Probanden Gesagte oder das Geschriebene oder das Getane oder die sie umgebenden Strukturen usw. Methoden sind selektiv angelegt, weil sie aus den verfügbaren Informationen meist nur bestimmte als Daten herauspräparieren und dann auswerten. Auch Methodentriangulationen ermöglichen keine definitive Totalerhebung, sondern nur weiter gefasste Datensätze. Selektivität kann auch hier nicht grundsätzlich umgangen werden. Es gibt demnach nicht Daten schlechthin, sondern aus dem Pool vieler Informationen werden *bestimmte Informationen als Daten* ausgewählt und bearbeitet. Die übrigen Informationen werden in das thematische Feld geschoben, wie Aron Gurwitsch sagen würde, oder gänzlich als irrelevant unbeachtet gelassen. Als Beispiel dafür kann die Regelung von Transkriptionen gelten.

> Auszug aus der Transkription eines Interviews durch eine Studierende in einer forschungspraktischen Übung.
>
> Interviewer: „Mich würde noch interessieren [*eine Uhr schlägt*], was Sie in dieser Situation [*ein vorbeifahrendes Auto ist im Hintergrund zu hören*] getan haben.
> Arzt: „Als der Patient auf unsere Station [*ein Auto hupt*] kam, haben wir ihn sofort [*Kindergeschrei*] untersucht. ...."

> Bewertung durch den Dozenten: Das Schlagen der Uhr und die Geräusche im Hintergrund mögen sich faktisch während des Interviews ereignet haben und daher auch auf dem Tonband zu hören sein, sie sind aber für die Forschung selbst unwichtig und müssen daher nicht transkribiert und ausgewertet werden. Das Schlagen der Uhr hat auf die Erinnerung des Arztes offenbar keinen Einfluss und definitiv auch nicht auf die zurückliegende Behandlung des Patienten, die für die Forschungsfrage allein relevant ist.

Wie werden aus Informationen nun Daten? Durch Unterscheidungen! Die meisten Methoden zur Datenerhebung treffen solche Unterscheidungen explizit, indem sie sich auf bestimmte Informationen als Datenquellen ausrichten. Das Gesagte im Unterschied zur Hintergrundatmosphäre oder das Gesagte im Unterschied zum Getanen oder das Getane im Unterschied zum Geschriebenen oder das Geschriebene im Unterschied zu sozialen Interaktionen usw. Als Datenträger treten dabei auf: der Text (enthält Gesagtes), das Protokoll (enthält Beobachtetes), das Strukturreview (enthält institutionelle Daten) usw.

Die Durchführung einer Unterscheidung bedeutet, dass bestimmte Information als Daten aufgefasst und behandelt werden, andere aber nicht. Für diese Auffassung und Behandlung können drei Faktoren maßgeblich sein: die Bestimmung einer Relevanz der Informationen für die Fragestellung, die Totalität einer Institution, in der die Studie stattfindet und die Daten gewonnen werden und das Gewicht impliziten Wissens der Teilnehmer bzw. der Informationsgeber.

> Für die Auffassung und Behandlung bestimmter *Informationen als Daten* können drei Faktoren maßgeblich sein:
>
> a) die Bestimmung einer *Relevanz*,
> b) die *Totalität* einer Institution,
> c) das Gewicht impliziten Wissens.

a) Die Unterscheidung, die bestimmte Informationen zu Daten und andere zu Nichtdaten macht, erfolgt entlang dessen, was Alfred Schütz als das *Problem der Relevanz* (Schütz 1971) bezeichnet: etwas wird als bedeutsam thematisiert oder legt sich als bedeutsam auf, anderes rückt zur Seite oder wird dahin geschoben.

Die Entstehung einer entsprechenden Scheidelinie kann als einfacher und reversibler Schnitt geschehen. Eine einfache Operation in dieser Hinsicht ist die *Zusammenfassung*.

Ein Arzt hat einen zehn stündigen Nachtdienst hinter sich und wird im Nachgang gebeten, davon zu berichten. Vor dem Hintergrund, dass die erlebte Zeit (der 10 Stunden dauernde Dienst) und die erzählte Zeit (der fünfminütige Bericht über diesen Dienst) nicht identisch sind, kann die Zusammenfassung das Relevante darbieten und damit Irrelevantes unthematisiert lassen. Weil das, was als relevant gilt, relativ ist, kann es vorkommen, dass der Interviewer Anderes für wichtig als der Arzt erachtet und daher nach- und weiterfragt.

Komplex wird die Aufgabe, das als relevant Bestimmte in Begriffen zu fixieren, wenn es als solches sprachfern verfasst ist. Von der Philosophie und der Psychologie der Landschaft (Georg Simmel, Kurt Lewin) ist darauf hingewiesen worden, dass Stimmungen und Atmosphären eine soziale Situation maßgeblich prägen können, es aber schwierig sei, sie aussagekräftig zu erfassen (Böhme 1995). Wie erfasst man eine Atmosphäre als Datensatz?

Die Entstehung jener Scheidelinie kann in den Sektoren des Gesundheitswesens aber auch weniger harmlos geschehen, da es besonders hier viele, zumindest potentiell totale Institutionen gibt.

b) Als *totale Institution* bezeichnet Ervin Goffman eine soziale Ordnung, wenn es 1. eine Gruppe von Schicksalsgenossen gibt, die 2. die meiste Zeit ihres Alltags zusammen an einen Ort verbringen und dabei 3. einheitlichen Regeln und 4. einem institutionellen Plan unterworfen sind (Goffman 1961: 17). Eine totale Institution tendiert dazu, eine Binnenmoral auszubilden, eine eigene Zeitlichkeit, ja eine eigene Lebenswelt zu bilden. Zu denken ist an das Militär, die Schule, das Internat, aber auch an das Krankenhaus, das Alten- und Pflegeheim.

> In einer Untersuchung über die soziale Wirklichkeit in einem Krankenhaus der Regelversorgung konnten Forscher zeigen, dass das Krankenhaus eine in sich geschlossene Welt bildet. In der Institution existieren fast keine Anzeichen dafür, dass eine Außenwelt existiert. Im Aufenthaltsraum kleben im Juli noch Osterhasen an den durchsichtigen Scheiben. Das Krankenhaus als Institution hat sich vom Kalender der öffentlichen Zeit abgekoppelt und bezieht sich nur auf sich selbst. Ein solcher Selbstbezug kann die Entstehung einer totalen Institution begünstigen.

In einer totalen Institution ist die Scheidelinie zwischen Relevantem und Nichtrelevantem durchaus problematisch. Michel Foucault zeigt dieses am Beispiel der Psychiatrie. „Man weiß, daß man nicht das Recht hat, alles zu sagen, dass man nicht bei jeder Gelegenheit von allem sprechen kann, daß schließlich nicht jeder beliebige über alles beliebige reden kann." (Foucault 1977: 7) Das heißt, dass hier nur bestimmte Informationen als Daten (etwa durch das Sagen in einem

Interview) auftreten können und dass die Scheidelinie zwischen Gesagtem und Nichtgesagtem durch Macht, also auf eine nicht harmlose Weise, gezogen wird! Das Nichtgesagte kann möglicherweise aber auch wichtig sein. Wenn man es als Datum gewinnen möchte, kann sich die Forschung wohl nicht nur auf das Gesagte als Quelle des Wissens beziehen (Schnell 2006). Meist interessieren sich Forschungen nur für das Gesagte, Explizite und Offenbare.

c) Der Blick auf die Genese des Gesagten, das dann in Interviews und Texten als Datensatz fixiert werden kann, ist nicht nur hinsichtlich der Beachtung von Prozessen der Macht in totalen Institutionen wichtig, sondern immer dann, wenn es auf die Unterscheidung zwischen Gesagtem und Nichtgesagtem ankommt. Das ist häufig schon bei elementaren Beschreibungen der Fall, in denen implizites Wissen zur Geltung gelangt.

Die Krankenschwester geht in das Zimmer des Patienten, gibt ihm die Hand, spricht kurz mit ihm und geht wieder.

Auf die Frage eines Interviewers, was sie im Zimmer des Patienten gemacht habe, sagt sie: „Nichts Besonderes. Ich war auf meiner Runde und habe kurz reingesehen."

Auf die weitergehende Frage, wie es um die aktuelle Verfassung des Patienten stehe, kann sie über Atmung, Gesichtsfarbe, Puls, Temperatur und die Wünsche des Kranken bestens Auskunft geben. Diese Informationen hat sie aus dem kurzen Gespräch und der Berührung gewonnen.

Auf die abschließende Frage, wie es ihr gelinge, diese Informationen über den Patienten ohne Fieberthermometer und ohne Stethoskop zu erhalten, antwortet sie: „Das macht die Erfahrung."

Implizites Wissen ist ein stummes, verkörpertes, leibliches Können und Vermögen das praktisch wirksam ist, aber meist ungesagt bleibt.

Das implizite Wissen ist eine Herausforderung für die wissenschaftstheoretische Reflexion, weil es sich in gewisser Hinsicht der Thematisierung widersetzt, aber dennoch in der Praxis höchst wirksam ist und eine Unterscheidung zwischen Gesagtem und Nichtgesagtem mitbedingt (Schnell 2010, Schnell/Schulz 2010).

> In der Qualitativen Forschung gilt es, die Genese von Daten kritisch zu betrachten! Eine empirisch verfahrende Wissenschaft sollte den Zusammenhang zwischen dem, was sich als Gesagtes und Getanes zeigt und dem, was nicht in dieser oder in einer andere Weise auftritt, im Blick behalten.

Qualitative Inhaltsanalyse

Eine Inhaltsanalyse, die methodisch vorgeht, ist durch Bernhard Berelson in der Mitte der 20. Jahrhunderts etabliert worden. Diese Analyse verfährt *quantitativ*, da sie den manifesten Inhalt einer Kommunikation mittels der Extraktion von Schlüsselworten und anderen auszählbaren Items zu ermitteln versucht. Ziel dieser Analyse ist es, die Wirkung von Botschaften auf einen Sender und einen Empfänger zu entschlüsseln. Berelson und seine Mitarbeiter untersuchten in dieser Weise die Kriegspropaganda im Zweiten Weltkrieg; oder, in einem anderen Projekt, die Häufigkeit der in amerikanischen Fortsetzungsromanen auftretenden Herkunftsorte der dramaturgischen Hauptpersonen. Dadurch sollte dargestellt werden, welche Regionen Amerikas bevorzugt öffentlich repräsentiert werden.

Der der Frankfurter Schule nahestehende Siegfried Kracauer wies bereits in den frühen 50er Jahren daraufhin, dass eine solche quantitative Inhaltsanalyse bestimmte Grenzen hat. Sie könne Atome einer Kommunikation (Worte) bearbeiten, aber keine kommunikativen Intentionen, die in der Regel mehr als die Summe der Teile (der gesagten Worte) sind.

Antonius beteuert in seiner berühmten Rede in Shakespeares *Julius Cäsar*, dass Brutus ein ehrenwerter Mann sei. Das Item „ehrenwerter Mann" kommt abzählbar häufig in der Rede vor. Aber was heißt das? Das Item ist offenbar wichtig. Und: weiter? Entscheidend ist, dass eine quantitative Analyse allein nicht erklären kann, dass es die Absicht des Redners Antonius ist, Brutus als den Mörder Julius Cäsars zu entlarven, indem er ihn, Brutus, ganz gegenteilig und übertrieben oft als Ehrenmann preist.

An diesem Beispiel lässt sich weiterhin verdeutlichen, dass Kommunikationselemente mehrdeutig, unklar und mit latenten Strukturen behaftet sein können. Werbeslogans und Zeitungsberichte sind von ihren Verfassern absichtlich konstruiert und geradezu auf identifizierbare Schlüsselworte angelegt („Coca-Cola ist Coke", „Armstrong: der erste Mann auf dem Mond"). Aber es gibt andere Kommunikationen, die anders bearbeitet werden müssten, so Kracauer. Die Gespräche, die Claude Lanzmann mit Überlebenden der deutschen Konzentrationslager geführt hat, sind eine wahre Fundgrube unklarer, nur angedeuteter, schamhaft umschriebener und indirekter Botschaften, die sich nicht wie ein Werbeslogan spontan enthüllen, sondern erst Generationen später einem Volk, das nun auch zu hören und zu verstehen bereit ist. - Kracauer formulierte seinerseits ein Plädoyer *Für eine qualitative Inhaltsanalyse*, die mit disziplinierter Subjektivität mehrdeutige und mehrschichtige Kommunikationen bearbeiten solle (Kracauer 1973).

Die auf Philip Mayring zurückgehende und vorwiegend im deutschen Sprachraum verwendete „qualitative Inhaltsanalyse" ist vor diesem beschriebenen Hintergrund zu sehen. Fern ab von möglichen Schulstreitigkeiten erkennt Mayring Stärken quantitativer Analysen dort an, wo es sinnvoll erscheint.

Am Anfang einer Analyse stehe eine qualitativ ausgerichtete Frage. Im Zuge der Sammlung von Daten zur Beantwortung der Frage können qualitative und auch quantitative Verfahren zum Einsatz kommen. Die Ergebnisse sind schließlich qualitativ zu begreifen, da sie auf die anfängliche Frage rückbezogen werden (Mayring 2001). Man könnte hier einen Zusammenhang zu einem bestimmten Ideal der Evidenzbasierung sehen, welches die Ansicht beinhaltet, dass „quantitative Studien nur als Bestandteile qualitativer Studien Sinn machen." (Behrens/Langer 2010: 62) In diesem Sinne würden quantitative Daten ihren vollen Sinn erst entfalten können, wenn man sie auf die Lebenswelten und konkrete Erfahrungszusammenhänge bezieht.

Das Spezifikum einer qualitativen Inhaltsanalyse liegt darin, fixierte Kommunikationen regel- und theoriegeleitet inhaltsanalytisch und sinnrekonstruktiv erschließen zu können. Dabei kommen drei Grundformen des Interpretierens von Inhalten zum Zuge: Zusammenfassung, Explikation und Strukturierung.

Der Zusammenhang und die Eigenarten dieser drei Formen werden anhand eines „kleinen Gedankenexperiments" (Mayring 1989: 193) verdeutlicht.

Man stelle sich demnach vor, ein Wanderer stoße auf einen massiven Meteorit, den er sich bekannt machen möchte. Demnach steige der Wanderer zuerst auf eine Anhöhe, um den Meteorit im Ganzen überschauen zu können (Zusammenfassung), dann würde er hinabsteigen und einzelne Teile des Massivs untersuchen (Explikation). Schließlich würde er versuchen, den Brocken aufzubrechen, um seine innere Verfasstheit kennenlernen zu können (Strukturierung).

Dieses suggestive Bild verdeutlicht das Anliegen der Qualitativen Inhaltsanalyse. Wie jede Metapher verfehlt sie aber auch das zu Zeigende! Denn: das Interpretieren, das Mayring vor Augen hat, wird nicht an Mineralien und Felsen ausgeführt, sondern an *Texten*!

> Die Gewinnung von Daten erfolgt in der Qualitativen Inhaltsanalyse dadurch, dass textliche Informationen interpretiert und damit als Daten aufgefasst werden.

Als Informationsmaterial sollen *konventionelle Medien* wie Protokolle, Dokumente, Webpages, Bilder und auch Videos herangezogen werden können. Wichtig ist dabei: sie können nur dann Datenträger sein, wenn sie wie ein Text behandelt werden! Alles, was Nichttext ist, fällt aus der Qualitativen Inhaltsanalyse heraus. Mayring bezeichnet eine Inhaltsanalyse auch als „kategoriengeleitete Textanalyse." (Mayring 2010: 13)

> Aus wissenschaftstheoretischer Sicht wäre es naiv anzunehmen, dass unstrittig ist, was einen Text ausmacht. Ist ein Text ein Buchstabenfeld auf Papier oder im Computer? Ist ein Text ein Teil der Welt unter anderen? Oder ist die ganze Welt ein Text? Jacques Derrida (1974) führt aus, dass es man sich von der Vorstellung eines unschuldigen Seins verabschieden müsse. Die Wirklichkeit ist immer schon durch Zeichen markiert!

Die Qualitative Inhaltsanalyse arbeitet mit einem konventionellen Textverständnis und darin mit einer Differenz von Text und Nichttext. Es wird nur Text analysiert! Was ist ein Text? „Der Text ist ein schriftlich fixierter Diskurs." (Ricoeur 2005: 80) Als Diskurs kann jede Art von menschlicher Rede, Aussage und Ausdruck bezeichnet werden. Ein Text entsteht als Medium, indem er sich vom Sprecher/Autor und vom Empfänger/Leser/Hörer emanzipiert. Der Text ist autonom. Er besagt etwas, das nicht identisch ist mit dem, was der Autor hat sagen wollte oder was der Hörer hören möchte. „Der Text bewirkt so eine doppelte Ausblendung des Lesers und des Schriftstellers." (ebd.: 81)

> Mit der Konzentration auf den Text geht kulturgeschichtlich der Tod des Autors als Genie, als Urstifter, als originärer Ersterfinder eines Gedankens einher (Jannidis u.a. 2000). Roland Barthes, Michel Foucault, Julia Kristeva verfolgen das Prinzip der Intertextualität: Texte verweisen auf andere Texte!

Die Qualitative Inhaltsanalyse gewinnt Texte, indem sie vom Autor, vom Rezipienten, vom Untextlichen absieht. Ein Text bietet das Material, um Daten zu gewinnen. „Die qualitative Inhaltsanalyse behandelt die auszuwertenden Texte als Material, in dem die Daten enthalten sind." (Gläser/Laudel 2010: 199) Daten werden durch die drei Formen der Textinterpretation gewonnen.

Die *Zusammenfassung* schafft eine „Abstraktion (auf) die wesentlichen Inhalte" (Mayring 1989: 193), die ein Text liefert. Die *Explikation* kann „Textteile (Begriffe, Sätze, …) … erläutern, erklären, ausdeuten." (ebd.) Die *Strukturierung* ermöglicht schließlich einen „Querschnitt" (ebd., 194) durch die extrahierten Daten. Diese Verfahren zielen darauf ab, im Durchgang durch ein differenziertes Ablaufmodell (Mayring 2010: 59ff), das an anderer Stelle näher untersucht wird (s. das Kapitel zur Methode von Christina Ramsenthaler in diesem Buch), Daten zu gewinnen und daraus dann in einem weiteren Schritt Kategorien zu entwickeln.

Eine Inhaltsanalyse ist abgeschlossen, wenn Gütekriterien auf ihr Ergebnis angewendet werden können und wenn dadurch das Ergebnis bestätigt wird. Es gibt eine lange Diskussion über die Frage, ob Gütekriterien quantitativer Forschung auch auf qualitative Forschungen anzuwenden ist oder, ob es für letztere eigener Kriterien bedarf (Steinke 2000). Gemäß seiner quasi undogmatischen Ausrichtung akzeptiert Mayring beide Antworten (Mayring 2010: 116ff). Ein in diesem Sinne zentrales Gütekriterium ist die *Intercoderreliabilität*. Dieselbe Analyse wird demnach von mehreren Personen eigenständig durchgeführt. Sofern die Personen zum selben Ergebnis gelangen, besitzt dieses Ergebnis Geltung und zwar aufgrund von Objektivität, nämlich durch eine Unabhängigkeit des Ergebnisses von der untersuchenden Person. Sollte sich die Reliabilität nicht einstellen, gilt es nach den „Fehlerquellen" (ebd.: 51) zu suchen und sie auszuschalten.

Die Intercoderreliabilität ist ein Konsensmodell. Mehrere Personen gelangen zu demselben Ergebnis im Hinblick auf Etwas. Der Konsens begründet die Stärke der Geltung des Ergebnisses einer Qualitativen Inhaltsanalyse. Er hat aber den möglichen Nachteil, dass sich durch den Interpretationsprozess, der mit jedem Konsens verbunden ist, ein bestimmter *Normalismus* etabliert. Interpretieren bedeutet nämlich nicht nur methodisch vorzugehen, sondern auch implizites Hintergrundwissen anzuwenden, ohne dieses explizit zu machen. Was ist zu tun, damit sich im Zeichen der Intercoderreliabilität nicht eine bestimmte Normalität auf Kosten einer anderen durchsetzt? Die Prüfer dürfen nicht nur Männer sein? Nicht nur Europäer? Nicht nur Demokraten? Was ist mit Vertretern schriftloser Kulturen? Sind sie Fehlerquellen?

Innerhalb der qualitativen Forschung zählt die Sichtbarmachung der sozialen Umstände unter denen der Forscher geforscht hat, als ein weiteres Gütekriterium.

Eine solche Selbstreflexion auf soziale Umstände ist erstens sinnvoll, weil der qualitativ Forschende weder unabhängig von seinem Objekt ist, wie dieses beim Laborforscher, der ein Reagenzglas schwenkt, der Fall sein mag, noch freischwebend über ihm rangiert. Er ist vielmehr ein Teil seines Untersuchungsobjekts. Der Psychologe gehört einem Milieu an, der Soziologe ist ein Teil der Gesellschaft, der Historiker ist ein Teil der Geschichte. Die Reflexion ist zweitens sinnvoll, um in der Forschung der „Illusion unmittelbarer Evidenz oder der unbewußten Universalisierung einer singulären Erfahrung" (Bourdieu et al. 1991: 83f) zu entkommen.

Die Illusion unmittelbarer Evidenz!

Ein Forscher führt ein Interview mit einem Gymnasiallehrer. Der Lehrer berichtet über seine Studentenzeit, die Anfänge im Beruf, die Familiengründung, über Hobbies und Freunde. Der Forscher tritt mit dem Lehrer problemlos in ein tiefes Gespräch ein und glaubt, als Interviewer unmittelbar, also ohne vertiefende Interpretationsarbeit, an die Erfahrungen seines Gesprächspartners herankommen zu können. – Das ist eine Illusion, da der Forscher verkennt, dass er und sein Gesprächspartner sich nur deshalb „so gut verstehen", weil sie beide demselben sozialen Raum entstammen. Auch der Forscher hat studiert und ist erst nach dem 25. Lebensjahr in einen Beruf eingestiegen und versteht daher, was der Lehrer meint, wenn dieser sagt, dass man „anfangs ohne viel Geld glücklich gewesen und nur mit dem Rucksack in den Süden gefahren" sei.

Eine völlig andere Erfahrung hätte der Forscher gemacht, wenn er eine Person vom anderen Ende des sozialen Raums, also etwa einen Bürgerkriegsmigranten von einem fernen Kontinent, als Gesprächspartner angetroffen hätte.

Ein Instrument zur Vermeidung der Illusion unmittelbarer Evidenz und problematischer Universalisierungen ist die Reflexion auf die sozialen Umstände des Forschens etwa durch eine „Soziologie der Soziologie" (Bourdieu 1985: 50). In dieser von Bourdieu im Ausgang von Husserl bezeichneten Reflexion wird das Erkenntnissubjekt selbst zum Gegenstand gemacht. Es erkennt dann, dass es als Akademiker auch innerhalb von Forschung eine andere soziale Nähe zu einem Lehrer als zu einem Migranten haben kann und dass diese Nähe nicht „intuitiv" oder „unmittelbar" zustande kommt, sondern der Stellung im sozialen Raum zu verdanken ist.

Die qualitative Forschung ist dem Verdacht bloßer Meinungsmache ausgesetzt. Forscher sammeln Zitate und versuchen damit Thesen zu belegen! Die Anwendung von Gütekriterien kann helfen, diesen Verdacht zu entkräften, so dass sich das aufgewiesene Allgemeine auch als ein solches zeigen kann.

Die von Mayring entwickelte Methode beschreibt in ihrer Durchführung einen Aufstieg zum Allgemeinen und zwar in zwei Tönungen.

Die eher klassische Farbgebung folgt einer gerichteten Skalenlogik. Man startet, schreitet voran, lässt das Vorherige hinter sich, erklimmt bis zum Ende stets neue Stufen! Die Interpretationsschritte schaffen Abstrakta, die „eine vom Ursprungstext verschiedene Informationsbasis" (Gläser/Laudel 2010: 200) darstellen, an der weiter gearbeitet wird. Daher ist ein ständiger Rückweg in den Ursprungstext, wie er etwa im Rahmen einer *Grounded Theory* üblich ist, in diesem Sinne nicht vorgesehen. Der Ausgangstext wird verlassen und wie eine abgebrannte Zündstufe beim Raketenflug hinter sich gelassen.

Die modernere Koloration beschreibt einen Rekurs. Kategorien sind demnach auf den Ausgangstext zu beziehen. Aber in welchem Sinne? Sollen die aus Daten gewonnen Kategorien auf den Ausgangstext bezogen werden, um die Güte und die Triftigkeit der Kategorien belegen zu können? Das funktioniert bei der Ermittlung quantitativer Korrespondenzen. Wenn beispielsweise das Wort „Sinnlosigkeit" als Kategorie aufgefasst wird, kann nachgezählt werden, wie oft es im Ausgangstext vorkommt. Ein häufiges Vorkommen mag in einem bestimmten Sinne dafür sprechen, dass das Wort „Sinnlosigkeit" die Bedeutung einer Kategorie hat.

Völlig anders ist die Sachlage, wenn es um semantische Korrespondenzen geht. Die Frage wäre dann, ob die im Ausgangsmaterial enthaltene „Sinnlosigkeit" von der Kategorie „Sinnlosigkeit" angemessen erfasst wird. Um diese Frage beantworten zu können, müsste man das Ausgangsmaterial und die Kategorie in semantischer Hinsicht miteinander vergleichen können. Zu diesem Zweck müsste das Ausgangsmaterial einen eigenen Aussagewert besitzen und zwar unabhängig von der zu überprüfenden Kategorie. Das ist aber nicht der Fall! Dass der zentrale Bedeutungsinhalt des Ausgangsmaterials „Sinnlosigkeit" ist, weiß man nur durch die Bildung der Kategorie „Sinnlosigkeit". Das Ausgangsmaterial kann somit gar nicht als Träger einer eigenen Aussage in eine Beziehung zur Kategorie gesetzt werden, weil es unabhängig von der Kategorie nichts bedeutet! Schon die Frage „ob die im Ausgangsmaterial enthaltene ‚Sinnlosigkeit' von der Kategorie ‚Sinnlosigkeit' angemessen erfasst wird", kann daher gar nicht gestellt werden, da unabhängig von der Kategorie gar nicht gesagt werden kann, ob es in semantischer Hinsicht im Ausgangsmaterial überhaupt um Sinnlosigkeit geht oder nicht. Der Versuch, semantische Korrespondenzen zu ermitteln, liefe darauf hinaus, die Kategorie mit sich selbst zu vergleichen. Aber das wäre keine Korrespondenz!

Die Relevanzbestimmung erfolgt durch „Weglassen des Ungleichen" (Friedrich Nietzsche). In einer Untersuchung über die Auswirkungen von Arbeitslosigkeit auf junge Arbeitnehmer ist die Kategorie „niedriges Selbstvertrauen" dadurch bestimmt, dass sie häufig auftritt, wichtig ist und dass viele weitere Aussagen („es ging mir nicht gut", „ich wusste nicht, wie ich das machen sollte, …) ihr sachlich zugeordnet werden können. Der Rest wird weggelassen. Der Rest gilt als unwichtig, weil er keine Kategorie darstellt, nur selten auftritt und zu anderen Aussagen nicht in Beziehung steht. Der Rest ist damit nicht Nichts, er ist nur unwichtig. Diese methodische Konzentration hat den Vorteil, sich auf ein Allgemeines einigen zu können. Sie hat den Nachteil, das Besondere tendenziell aus dem Auge zu verlieren.

Walter Benjamin spricht in seinem Überlegungen zur Erkenntnistheorie von einer „mikrologischen Verarbeitung" (Benjamin 1978: 10). Die Mikrologie rückt nicht das Allgemeine, sondern das Besondere in den Mittelpunkt. Sie vertritt im Gegensatz zu kategorienbildenden Theorien die Ansicht, dass das Randständige, scheinbar Nebensächliche und Fragmentarische als Anzeichen für den Strand des Ganzen genommen werden müsse und dies auch in der Überschreitung der Grenzen, die ein Text darstellt. Häufig wird diese Sichtweise, die sich gegen die Herrschaft des Allgemeinen wendet, an unbequemen Themen erprobt.

> Die Herrscher des sog. Dritten Reiches sahen die angebliche Größe eines Menschentums, deren erhabene Bauten und Ideen als zentrales Erbe an und als an die Nachwelt zu tradieren vor.

> Aus mikrologischer Sicht ist eine Wahrheit hingegen gerade in dem zu finden, was von der sog. „Größe" als irrelevant und als zu vergessen ausgegeben worden ist. Buchstäblich das Weggeworfene, wie die gesammelten Schuhe, die Brillengestelle, die leeren Koffer geben eine relevante Auskunft über den buchhalterischen, beamtenhaften und banalen Geist des Bösen und der Vernichtung.

Wenn Theoriebildung empirisch begründet sein soll, darf sie sich nicht nur auf die ihr angenehme Empirie passender Beispiele beschränken, sondern muss auch den Wahrheitsgehalt scheinbar a-normaler Erfahrungen beachten! Andernfalls würde es sich nicht um Forschung handeln.

Es ist allerdings zu beachten, dass eine Mikrologie nicht nur an schwierigen Themen durchgeführt wird, sondern an allen Objekten, die in einem anderen als dem üblichen Blickwinkel betrachtet werden sollen. In diesem Sinne ist qualitative Forschung auch kritische Forschung.

Literatur

Bachelard, G. (1974): *Epistemologie*. Frankfurt/M./ Berlin/Wien.
Behrens, J./Langer, G. (2010): *Evidence-based Nursing and Caring*. Bern.
Benjamin, W. (1978): *Ursprung des deutschen Trauerspiels*. Frankfurt/M.
Böhme, G. (1995): *Atmosphäre*. Frankfurt/M.
Bourdieu, P. (1970): Strukturalismus und soziologische Wissenschaftstheorie. In: Soziologie der symbolischen Formen. Frankfurt/M. 1980.
-: (1985): Sozialer Raum und Klassen. Lecon sur la Leco., Frankfurt/M.
-: (1991): Soziologie als Beruf. Wissenschaftstheoretische Voraussetzungen soziologischer Erkenntnis. Berlin/New York.
Derrida, J. (1974): *Grammatologie*. Frankfurt/M.
Flick, U. et al. (Hg.) (2003): *Qualitative Forschung*. Reinbek bei Hamburg.
Foucault, M. (1977): *Die Ordnung des Diskurses*. Frankfurt/M./Berlin/Wien.
Garfinkel, H. (1962): Das Alltagswissen über soziale und innerhalb sozialer Strukturen. In: Arbeitsgruppe Bielefelder Soziologen (Hg.) (1973): Alltagswissen, Interaktion und gesellschaftliche Wirklichkeit. Reinbek bei Hamburg.
Gläser, J./Laudel, G. (2010): Experteninterviews und qualitative Inhaltsanalyse. Wiesbaden.
Goffman, E. (1961): *Asyle*. Frankfurt/M.
Jannidis, F. u.a. (Hg.) (2000): *Texte zur Theorie der Autorschaft*. Stuttgart.
Kracauer, S. (1973): Für eine qualitative Inhaltsanalyse. In: Ästhetik und Kommunikation (2/1973).
Kuckartz, U. (2012): *Qualitative Inhaltsanalyse*. Weinheim und Basel.
Mayring, H. (1989): Qualitative Inhaltsanalyse. In: Jüttemann, G. (Hg.) (1989): Qualitative Forschung in der Psychologie. Heidelberg.
-: (2001): Kombination und Integration qualitativer und quantitativer Analyse. In: Forum: Qualitative Sozialforschung (2/2001).
-: (2010): Qualitative Inhaltsanalyse. Grundlagen und Techniken. Weinheim/Basel.
Ricoeur, P. (2005): *Vom Text zur Person*. Hamburg.
Schnell, M.W. (2005): Entwurf einer Theorie des medizinischen Feldes. In: Ethik der Interpersonalität. Hannover.
-: (2006): *Sprechen – warum und wie?*. In: Zegelin, A./Schnell, M.W. (Hg.): *Sprache und Pflege*. Bern.
-: (2009): Das medizinische Feld und der geistige Raum des Arztes. In: Bedorf, Th./Unterthurner, G. (Hg.): Zugänge. Ausgänge. Übergänge. Konstitutionsformen des sozialen Raums. Würzburg.
-: (2010): Die Wissenschaftstheorie und das implizite Wissen. In: Erwägen.Wissen.Ethik (4/2010).
-: (2012): Ethik der Interpersonalität in der Gesundheitsversorgung. In: Imago Hominis (2/2012).
Schnell, M.W./Schulz, Chr. (2010): Der Experte und das Irrationale. In: Pflege & Gesellschaft (1/2010).
Schütz, A. (1971): *Das Problem der Relevanz*. Frankfurt/M.
Steinke, I. (2000): *Gütekriterien qualitativer Forschung*. In: Flick, U. et al. (Hg.) (2003): *Qualitative Forschung*. Reinbek bei Hamburg.

Christina Ramsenthaler

Was ist „Qualitative Inhaltsanalyse?"

1. Einleitung

Die Grundlagen der Qualitativen Inhaltsanalyse begannen in den Vereinigten Staaten von Amerika mit der Entwicklung eines quantitativen Verfahrens zur systematischen Analyse großer Textmengen. In den 1920er und 30er Jahren entwickelten und nutzten die Politologen Harold Lasswell und Paul Lazarsfeld die quantitative Inhaltsanalyse zur Analyse von Kriegspropaganda in Massenmedien (Schramm et al. 1997). Im deutschsprachigen Raum führte Jürgen Ritsert (1964/1972, zitiert nach Mayring 2000) eine ideologiekritische Inhaltsanalyse von Populärliteratur über den Zweiten Weltkrieg durch. Philip Mayring, Professor für Pädagogische Psychologie in Ludwigsburg, adaptierte und entwickelte diese Techniken der quantitativen Inhaltsanalyse weiter. Die Qualitative Inhaltsanalyse stellt eine Familie von Verfahren zur systematischen Textanalyse dar, die regelgeleitet und nachvollziehbar Texte auf eine Fragestellung hin interpretieren und auswerten (Mayring 2002).

2. Vorgehensweise der Qualitativen Inhaltsanalyse

2.1 Grundkonzepte

Das Grundkonzept der Qualitativen Inhaltsanalyse nach Mayring besteht darin, „Texte systematisch [zu] analysieren, indem sie das Material schrittweise mit theoriegeleitet am Material entwickelten Kategoriensystemen bearbeitet" (Mayring 2002: 114). Es geht um eine Zusammenfassung des Textes, die den im Text enthaltenen Sinn in so genannten Kategorien darstellt, die ihrerseits in einem System organisiert sind. Das Kategoriensystem mit Kategorien, Unterkategorien, Kategoriendefinitionen und Ankerbeispielen stellt den in den ausgewerteten Texten enthaltenen latenten Sinn dar (Mayring 2002). Es dient als Ausgangspunkt für die Interpretation des Textes und ist Herzstück der Analyse. Zum besseren Verständnis werden das Ablaufmodell und die Grundkonzepte Qualitativer Inhaltsanalyse an einem Beispiel illustriert.

Im Jahr 2006 bis 2009 wurde an der Universität Oldenburg, zusammen mit dem Institut für Palliative Care, ein Projekt zur Erforschung von Grundhaltungen von Professionellen in der Begleitung von schwerstkranken und sterbenden Menschen durchgeführt. Im Rahmen der Studie wurden Fragebögen an 63 palliative und hospizliche Einrichtungen in Nord- und Westdeutschland verschickt. Der Fragebogen enthielt fünf offene Fragen (et al. „Was verstehen Sie unter Grundhaltung?" und „Wie würden Sie Ihre innere Haltung in Ihrer Arbeit mit schwerstkranken und sterbenden Menschen beschreiben?"). 350 Antworten wurden inhaltsanalytisch ausgewertet (Geiss et al. 2009, Ramsenthaler et al. 2009a,b/2010a,b, Simon et al. 2008, 2009).

Philip Mayring hat vier Grundkonzepte der Qualitativen Inhaltsanalyse definiert, die die zentralen Charakteristika des Verfahrens darstellen (Mayring 2000/2002).

Einordnung in ein Kommunikationsmodell

Das Ziel der Analyse ist, das Gesagte oder Geschriebene in ein Kommunikationsmodell einzuordnen, welches Informationen zum Textproduzenten (z.B. seine Erfahrungen, Einstellungen und Gefühle), die Entstehungssituation des Materials, zum soziokulturellen Hintergrund der Befragten und der Wirkung des zu analysierenden Textes enthält (Mayring 2000). Die Einordnung in ein Kommunikationsmodell enthält somit eine Beschreibung der Stichprobe und Kontextinformationen, die z.B. von Forschungstagebüchern etc. gewonnen werden können. Die Einordnung in das Kommunikationsmodell kann vom Forscher bereits vor Beginn der eigentlichen Analyse der Texte oder des Materials vorgenommen werden.

Regelgeleitetheit

Im Zentrum der Qualitativen Inhaltsanalyse steht die Erarbeitung eines Kategoriensystems. Das System wird mit Hilfe eines inhaltsanalytischen Ablaufmodells erstellt, was zunächst die Definition von Analyseeinheiten (Kodier-, Kontext- und Auswertungseinheit) vorsieht, den Text daraufhin in Analyseeinheiten zerlegt und schrittweise bearbeitet (Mayring 2000/2002). Die Regelgeleitetheit ist es, die die Methode der Qualitativen Inhaltsanalyse systematisch und intersubjektiv nachvollziehbar macht (Kohlbacher 2006). Das Ablaufmodell ermöglicht, dass mehrere unabhängige Forscher gleichzeitig aus einem Text Kategoriensysteme erstellen können. Hinterher kann der Grad der Übereinstimmung beider Kodierer bestimmt werden (Grouven et al. 2007) (siehe Abschnitt Gütekriterien).

Die Systematik ist es auch, die das Verfahren von offeneren Auswertungsmethoden (z.B. hermeneutischen Verfahren) abgrenzt. Durch die Zergliederung in Analyseeinheiten wird unter anderem gewährleistet, dass Bedeutungsstrukturen nicht übersehen werden und möglichst alles zur Verfügung stehende Material ausgewertet wird (Mayring 2007).

Kategorien im Zentrum

Im Laufe der Qualitativen Inhaltsanalyse wird der Text bearbeitet und in Kategorien zusammengefasst (Mayring 2000). Das Ablaufmodell sieht dabei die wiederholte Überarbeitung der Kategorien vor, um sicherzugehen, dass diese adäquat das im Text Gesagte darstellen. Die Kategorie als Einheit und Endprodukt der Qualitativen Inhaltsanalyse enthält sowohl induktive als auch deduktive Eigenschaften. Kategorien sind induktiv, weil sie direkt aus dem Text gewonnen werden. Ein Kennzeichen hierfür ist, dass der Name der Kategorie häufig direkt aus dem zu analysierenden Text stammt. Andererseits sind Kategorien deduktiv, da nach Mayring im Rahmen der deduktiven Kategorienbildung diese a priori gebildet werden (Mayring 2007). Des Weiteren wird die Textinterpretation und damit die Beantwortung der Fragestellung auf der Grundlage des Kategoriensystems ausgeführt. Somit determiniert die Kategorie die Textanalyse (Lamnek 2005).

Gütekriterien

Zu den Gütekriterien zählt Mayring Nachvollziehbarkeit, Triangulation und Reliabilität (Mayring 2000). Durch die Anwendung des allgemeinen Ablaufmodells Qualitativer Inhaltsanalyse wird das Verfahren nachvollziehbar, weil die Schritte, die zur Interpretation des Textes vollzogen werden, vorab festgelegt sind. Triangulation in diesem Kontext bedeutet, dass die Ergebnisse der Auswertung mit den Ergebnissen anderer Studien vergleichbar sein sollen (Mayring 2000). Schließlich ist mit Reliabilität die Interkoderreliabilität gemeint (Mayring 2007, Bos 1989). Idealerweise sollten nach endgültiger Erstellung des Kategoriensystems zwei oder mehrere Kodierer unabhängig voneinander sämtliche Textstellen in das Kategoriensystem einordnen. Es wird der Grad der Übereinstimmung in der Zuordnung von Textstellen zu Kategorien ermittelt. Cohens Kappa-Koeffizient ist das am häufigsten verwendete Maß, das die Übereinstimmmungsgüte und damit die Zuverlässigkeit von Bewertungen einschätzt (Cohen 1960/1968; Asendorpf/Wallbott 1989; Fleiss et al. 2003). Dabei wird der Anteil rein zufälliger Übereinstimmung in der Berechnung berücksichtigt (Grouven et al. 2007). Mayring weist darauf hin, dass Werte über 0.7 als ausreichend gelten (Mayring 2002). Eine Anleitung zur Berechnung und Einschätzung des

Kappa-Koeffizienten findet sich in dem zitierten Artikel von Grouven und Mitautoren (2007).

---

1. Festlegung des Materials

2. Analyse der Entstehungssituation

3. Formale Charakteristika des Materials

4. Richtung der Analyse bestimmen

5. Theoretische Differenzierung der Fragestellung

6. Bestimmung der Analysetechniken, Festlegung des konkreten Ablaufmodells

7. Definition der Analyseeinheiten

8. Analyseschritte mittels des Kategoriensystems
Zusammenfassung   Explikation   Strukturierung
Rücküberprüfung des Kategoriensystems an Theorie und Material

9. Interpretation der Ergebnisse in Richtung der Fragestellung
Anwendung der inhaltsanalytischen Gütekriterien

Abbildung 1: Arbeitsschritte der Inhaltsanalyse (nach Mayring 2007)

2.2 Arbeitsschritte

Das Ablaufmodell der Qualitativen Inhaltsanalyse nach Mayring umfasst neun Schritte (siehe Abbildung 1). Sie werden anhand des Beispiels der Studie zu Grundhaltungen in der palliativen und hospizlichen Arbeit dargestellt. Das Ziel der Inhaltsanalyse ist dabei,

„die wesentlichen Inhalte [zu] erhalten [...], durch Abstraktion ein überschaubares Korpus zu schaffen, das immer noch ein Abbild des Grundmaterials ist" (Mayring 2007: 115).

2.3 Bestimmung des Ausgangsmaterials

Die erste Stufe der Inhaltsanalyse ist die Bestimmung des Ausgangsmaterials. Dazu gehören die Schritte (Mayring 2007):
- Festlegung des Materials: Welches Material wird analysiert? Wird eine Auswahl getroffen, z.B. werden nur Abschnitte analysiert, die eine bestimmte Fragestellung beantworten? (*Beispiel: Im Projekt Grundhaltungen wurden alle Antworten aus den Fragebögen in der Analyse berücksichtigt.*)
- Analyse der Entstehungssituation: Wie wurde das Material produziert? Wer sind die Verfasser, was ist ihr emotionaler, kognitiver, sozio-kultureller etc. Hintergrund? (*Beispiel: TeilnehmerInnen waren Ärzte, Krankenpflegepersonal, Seelsorgende, psychosozial Tätige aus palliativen und hospizlichen Einrichtungen. Die TeilnehmerInnen beantworteten die offenen Fragen an ihrem Arbeitsplatz. Die Teilnahme war freiwillig. Die Entstehungssituation des Materials wurde nicht kontrolliert.*)
- Formale Charakteristika des Materials: In welcher Form liegt das Material vor? Für die Inhaltsanalyse wird in der Regel ein niedergeschriebener Text/ein Transkript benötigt. Oft können zusätzliche Informationen in diesen Text aufgenommen werden. Z.B. könnten Interviewtranskripte mit Notizen zur Interviewsituation und zum Verhalten der Interviewten kombiniert werden. (*Beispiel: Es handelt sich um von den Befragten verfasste Texte. Diese sind teilweise sehr kurz, die Antworten größtenteils stichpunktartig.*)

2.4 Richtung der Analyse und Fragestellung

Nach der Beschreibung des Ausgangsmaterials folgt die Herausarbeitung der Fragestellung der Analyse. Ohne spezifische Fragestellung würde der Inhalt ohne Fokus interpretiert werden. Die Fragestellung wird mithilfe zweier Schritte bestimmt (Mayring 2007):
- Richtung der Analyse: Worauf richtet sich der Interpretationsfokus? Zum Beispiel kann die Inhaltsanalyse auf die emotionalen und kognitiven Inhalte (z.B. von Psychotherapietranskripten) oder auf die Intentionen des Verfassers (literaturwissenschaftliche Texte) abzielen. (*Beispiel: In den Antworten geben die Interviewten Auskunft über ihre innere Haltung und ihre inneren Einstellungen, die ihrem ärztlich-pflegerischen Tun und Handeln zugrunde lie-*

gen. Die Analyse soll Aussagen über die Beweggründe und Haltungen der Befragten machen.)
- Theoriegeleitete Differenzierung der Fragestellung: Nach welcher Forschungsfrage wird das Material untersucht? (Beispiel: Verfügen SterbebegleiterInnen über eine spezifische Grundhaltung? Wie beschreiben sie ihre innere Haltung in der Arbeit mit schwerkranken und sterbenden Menschen? Welche Bestandteile dieser Haltung identifizieren sie? Wie definieren sie den Begriff Grundhaltung? Diese Fragestellungen können auf der Grundlage einer Literaturanalyse und einer Pilotstudie entwickelt werden. Im Beispiel wurde die Fragestellung und damit auch die Fragen, die im schriftlichen Interview präsentiert wurden, von einer Pilotstudie gewonnen. In der Pilotstudie wurden offene Interviews mit 10 ExpertInnen aus dem Bereich Palliative Care durchgeführt und die von ihnen kontrovers diskutierten Aspekte wurden dann als Fragen den TeilnehmerInnen der Hauptstudie vorgelegt (Simon et al. 2009)).

2.5 Das Ablaufmodell der Qualitativen Inhaltsanalyse

Das Herzstück der Inhaltsanalyse besteht in der Entwicklung und Durchführung des Ablaufmodells. Die Schritte lauten (Mayring 2007):
- Festlegung der Analysetechnik: Welches Verfahren – Zusammenfassung, Explikation oder Strukturierung soll eingesetzt werden? (*Beispiel: In der Grundhaltungsstudie wurde eine Mischung aus Zusammenfassung und Strukturierung durchgeführt.*)
- Festlegung des Ablaufmodells und Festlegung der Analyseeinheiten: Das Ablaufmodell ist dasjenige Werkzeug, das die Inhaltsanalyse systematisch und für andere nachvollziehbar macht. Es sollte dem Material und der Fragestellung angepasst werden. Mayring beschreibt ein allgemeines Schema zur Orientierung (siehe Abbildung 1). Im Ablaufmodell wird festgelegt, anhand welcher Kriterien die Auswahl und Kategorisierung der Textabschnitte erfolgt. Die Kodiereinheit legt den kleinsten Materialbestandteil fest, der in eine Kategorie fallen darf, die Kontexteinheit legt den größten Textbestandteil fest, und die Auswertungseinheit legt fest, welche Textteile nacheinander ausgewertet werden (Mayring 2000). (*Beispiel: Da das Textmaterial der Grundhaltungsstudie teilweise aus Stichpunkten bestand, wurde als Kodiereinheit ein Wort festgelegt. Die Kontexteinheit war die Aussage einer Person. Die Aussage konnte aus mehreren zusammenhängenden Sätzen bestehen. Die Auswertungseinheiten waren die einzelnen Fragebögen, d.h. es wurden alle Antworten zu einer Frage, geordnet anhand der Chiffren der Fragebögen, nacheinander analysiert.*)

Zur Analyse des Materials (Durchführung des Ablaufmodells) werden nun eine oder mehrere der Techniken Zusammenfassung, Explikation oder Strukturierung angewendet. Im Zentrum steht immer die Entwicklung eines Kategoriensystems. Diese Kategorien werden entweder induktiv (Technik: Zusammenfassung) oder deduktiv aus der Theorie (Technik: Strukturierung) abgeleitet (Mayring 2007). Beide Verfahren, die induktive und die deduktive Kategorienbildung, werden in Abbildung 2 gegenübergestellt.

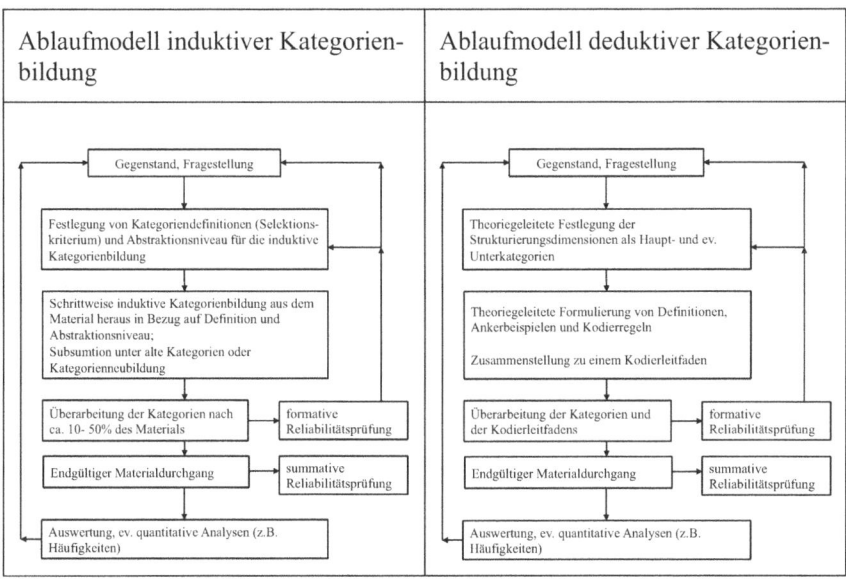

Abbildung 2: Gegenüberstellung von induktiver und deduktiver Kategorienbildung (entnommen aus Mayring 2000)

Aus den Abbildungen wird ersichtlich, dass der Unterschied zwischen beiden Techniken in der Bildung der Kategorien besteht. Das induktive Verfahren entwickelt die Kategorien innerhalb eines ‚bottom-up'-Prozesses aus dem Material heraus. Nach anfänglicher Festlegung des Abstraktionsniveaus und der Kodier-, Kontext- und Auswertungseinheiten wird das Material zusammengefasst und Kategorien werden aus dem Sinngehalt der Textstellen abgeleitet. Das deduktive Verfahren hingegen beginnt mit der Definition der Kategorien, der Bestimmung von Ankerbeispielen und Kodierregeln und wendet dieses vorab gebildete Kategoriensystem dann ‚top-down' am Material an. Das Gemeinsame beider Vorgehensweisen besteht in der iterativen Überarbeitung des Kategoriensystems. Dies geschieht anhand von Textstellen, die nicht in das System eingeordnet werden können und damit die Bildung neuer Kategorien notwendig machen. In beiden Fällen wird das fertige Kategoriensystem in einem endgültigen Materialdurchgang erneut getestet. Das heißt, dass mit Hilfe des fertigen Kategoriensystems erneut alle Textstellen kodiert werden. Kategorien werden damit immer aus dem Material entwickelt, überarbeitet, angepasst und rücküberprüft (Mayring 2000). Dabei können zum Schluss auch quantitative Analyseschritte erfolgen (Mayring 2000/2001).

2.6 Zusammenfassung, Explikation und Strukturierung

Die Analyseschritte zur Kategorienbildung lauten Zusammenfassung, Explikation und Strukturierung. Mayring definiert die drei Techniken wie folgt (Mayring 2007):

a) Zusammenfassung:

Ziel der Analyse ist eine Reduktion des Materials, aber so, dass die wesentlichen Inhalte erhalten bleiben. Dabei werden auf der Grundlage der Fragestellung und der Literaturanalyse Selektionskriterien vorab festgelegt. Anschließend wird das Textmaterial gelesen, um sich mit den Inhalten vertraut zu machen. Mit dem Selektionskriterium im Hinterkopf wird das Material Zeile für Zeile bearbeitet. Die inhaltstragenden Textstellen werden paraphrasiert (siehe Abbildung 3) und diese Paraphrasen werden in einem mehrstufigen Prozess in Kategorien zusammengefasst. Die Kategorienbezeichnung ist ein Begriff oder ein Satz, der oft aus dem Text stammt. Werden im Folgenden Textstellen mit ähnlicher Bedeutung gefunden, werden diese der Kategorie zugeordnet (Subsumtion). Werden inhaltlich neue Textstellen ausfindig gemacht, die nicht einer der gebildeten Kategorien zugeordnet werden können, wird eine neue Kategorie gebildet. Nachdem 10 bis 50% des Materials bearbeitet und keine neuen Kategorien mehr gebildet werden, wird das Kategoriensystem überarbeitet. Dabei wird geprüft, ob die gewählte Abstraktionsebene dem Text entspricht (also z.B. der Inhalt zwar zusammengefasst wird, aber durch die Zusammenfassung nicht ein zu starker Verlust der Bedeutung auftritt). Bei Veränderung des Kategoriensystems muss das bisher kodierte Material erneut durchgegangen werden. Am Ende sollen alle Textstellen den Kategorien zugeordnet worden sein. Es folgt die Interpretation des Kategoriensystems: Die Beantwortung der Fragestellungen mit Hilfe der Kategorien und auf der Grundlage der Theorie. Diese Technik entspricht am ehesten einem induktiven Ansatz (Kohlbacher 2006).

Auszug aus Kategorie C.3 Spannung zwischen Distanz und Nähe	
„Vieles versuche ich durch Anteilnahme, Nähe und fachliche Kompetenz zu erreichen. Die Grenze zur professionellen Distanz ist dabei nicht immer einzuhalten."	Grenze zur professionellen Distanz nicht immer einhaltbar
„zunehmend distanziert, aber noch sehr nah professionell"	distanziert, doch nah
„auf den Bewohner persönlich eingehen, aber die Distanz wahren"	persönlich eingehen, Distanz wahren
„[…] und ein gewisses Maß an Distanz einzuhalten, um durch die Distanz Nähe zu schaffen, da ich glaube, dass es vielen Menschen leichter fällt, sich einem Fremden zu öffnen"	Maß an Distanz, Distanz schafft Nähe, da leichter, sich einem Fremden zu öffnen

Abbildung 3: Beispiele zur Paraphrasierung von Textstellen

b) Explikation:

Hierbei steht die Klärung unverständlicher oder diskrepanter Textstellen im Vordergrund. Es wird zusätzliches Material, entweder aus benachbarten Textabschnitten (enge Explikation) oder aus zusätzlichen Quellen (weite Explikation), herangetragen, das die Textstelle erklärt (Mayring 2007).

c) Strukturierung:

Aus dem Material sollen bestimmte Aspekte oder eine bestimmte Struktur herausgefiltert werden, z.B. soll eine Typisierung vorgenommen werden. Ziel ist die Erstellung eines Kategoriensystems, in dem jede Textstelle eingeordnet wird und damit die Struktur des Materials erfasst wird. Dies erfolgt mittels Definition von Kategorien, Ankerbeispielen und Kodierregeln. Ankerbeispiele sind konkrete Textstellen, die prototypisch die Kategorie beschreiben. Kodierregeln helfen dabei, Textstellen eindeutig zuzuordnen. Das Kategoriensystem wird angewendet und anhand des Materials revidiert. Auch hier folgt eine Auswertung und Interpretation anhand des fertigen Systems auf der Grundlage der Fragestellungen und der Theorie (Mayring 2007). Mithilfe der Einordnung von Textstellen in das Kategoriensystem werden somit individuelle Darstellungen fallübergreifend

generalisiert (Mayring 2007). Das Vorgehen entspricht am ehesten einem deduktiven Ansatz (Kohlbacher 2007).
Alle drei Verfahren schließen sich nicht aus, sondern können in *einer* Inhaltsanalyse verwendet werden. Ob eine Zusammenfassung oder Strukturierung erfolgt, hängt unter anderem auch von der Reichhaltigkeit und Art des Materials ab. So war eine umfassende strukturierende Inhaltsanalyse in der Grundhaltungsstudie nicht möglich, da das Thema Grundhaltungen in der Palliativmedizin bisher wenig beforscht worden ist. Ein von der Theorie abgeleitetes Kategoriensystem konnte deswegen vorab nicht erstellt werden. Zweitens war das Textmaterial aufgrund der Art der Befragung (schriftliches Interview) in Teilen sehr knapp gehalten, die Explikation uneindeutiger Stellen war demnach nicht möglich. Das Kategoriensystem, mit deren Hilfe die Grundhaltungsstudie ausgewertet wurde, wurde deshalb induktiv aus den Antworten entwickelt. Zwei Forscher gingen unabhängig voneinander nach der Bestimmung der Analyseeinheiten das Material durch. Zunächst fand eine Paraphrasierung der inhaltstragenden Textstellen statt. Diese Paraphrasen wurden überprüft, um Vergleichbarkeit zu gewährleisten (Abstraktionsniveau). Die Zusammenfassung beinhaltete das Streichen bedeutungsgleicher und das Weglassen nichtssagender Paraphrasen sowie die Zusammenfassung ähnlicher Paraphrasen zu einer neuen. Es folgte eine Strukturierung des Materials. Inhaltlich ähnliche Paraphrasen wurden gebündelt und Kategorien zugeordnet. Diejenige Textstelle, die die Bedeutung der Kategorie am besten wiedergab, wurde als Ankerbeispiel gewählt. Das Kategoriensystem wurde an einem Teil des Materials (25%) überprüft und mehrmals revidiert. Abschließend wurden alle Textstellen des Materials in das Kategoriensystem eingeordnet, so dass eine vollständige Kodierung vorlag. Paraphrasenbildung und das Kategoriensystem sind ausschnittsweise in Abbildung 4 dargestellt.

Aussage	Paraphrasen	Kategorien
„Meine Grundhaltung ist gekennzeichnet von einem grundsätzlichen Interesse an Menschen und einem positiven Menschenbild. Achtung vor dem Leben und vor jedem Indi-	Grundsätzliches Interesse am Menschen Positives Menschenbild Achtung vor dem Leben + dem Individuum	Kategorie B.1 Akzeptanz und Annehmen Definition: Akzeptanz und Annehmen heißt, den Sterbenden in seinem So-Sein hinzunehmen, ohne ihn zu bewerten oder verändern zu wollen. Dazu zählt ebenfalls die Anerkennung seiner Entscheidungen,

viduum sind feste Bestandteile meiner Grundhaltung. Weiterhin ist der Versuch, den Menschen in seiner Ganzheitlichkeit mit allen seinen Facetten wahrzunehmen u. anzunehmen sehr wichtig [...]."	Ihn in seiner Ganzheitlichkeit annehmen In all seinen Facetten annehmen	auch wenn der Helfende diese nicht nachvollziehen kann. Mit einer wertfreien Akzeptanz des Gegenübers wird eine verständnisvolle Haltung verknüpft. Ankerzitat: „Ihn so akzeptieren, wie er ist" dient als Ankerzitat der Hauptkategorie. Beispiel: „den Menschen [...] mit allen seinen Facetten wahrzunehmen und anzunehmen" Kodierregel: Es werden Aussagen kodiert, wenn in ihnen der Wert der Akzeptanz oder des Annehmens ausgedrückt wird. Diese Wertorientierung wird auf einem abstrakten Niveau (nicht im Rahmen einer Handlung) als Ziel oder als Grundsatz beschrieben, das/der in der Beziehung zu schwerkranken und sterbenden Menschen verwirklicht werden soll bzw. im Rahmen der Begleitung umgesetzt wird.

Abbildung 4: Auszug aus dem Kodierleitfaden im Projekt „Grundhaltungen in der Arbeit mit schwerstkranken und sterbenden Menschen"

3. Praktische Hinweise und Erfahrungen

Ein häufig zitierter Vorteil der Qualitativen Inhaltsanalyse ist, dass sie schnell und einfach durchzuführen sei (Lamnek 2005). Die Erfahrungen, die während der Datenanalyse im Projekt Grundhaltungen gesammelt wurden, weisen eher in die entgegensetzte Richtung. So sieht Mayrings Ansatz unter anderem die mehrmalige Kodierung des Ausgangsmaterials vor. Im vorliegenden Beispiel bedeutete das, 350 Texte pro Frage erneut durchzugehen. Doch dies berücksichtigt noch nicht, dass – besonders bei der induktiven Kategorienbildung – mehrere

Versionen der Kategorien und des Systems getestet werden. Bis zur endgültigen Erstellung des Kodierleitfadens wurden z.b. sieben unterschiedliche Versionen entwickelt. Es handelt sich um einen iterativen Prozess, der Zeit und Geduld braucht.

Dieser iterative Prozess setzt sich auch fort, wenn eine endgültige Fassung der Kategorien vorliegt und aus den Kategorien nun ein System gebaut wird, das die Interpretation der im Text latent enthaltenen Sinnstrukturen ermöglicht. Hierbei ist zu beachten, dass auch in diesem Schritt mehrere Varianten und Lesarten ausprobiert werden müssen. Es ist durchaus eine Herausforderung, ein System aus Kategorien zu erstellen, die den gleichen ‚Auflösungsgrad', also das gleiche Abstraktionsniveau haben. In der Studie zur Grundhaltung wurden drei Varianten des Systems erstellt, in denen einzelne Kategorien in unterschiedliche Oberkategorien eingeordnet wurden bzw. eine Unterkategorie hierarchisch umgestaltet wurde (siehe Abbildung 5).

Wie bei allen qualitativen Verfahren kann nicht ausreichend auf die Bedeutung einer gut funktionierenden Projektgruppe hingewiesen werden. Wird die Qualitative Inhaltsanalyse als Auswertungsmethode in einer akademischen Abschlussarbeit angewendet, ist eine gute Supervision notwendig. Eine der Gefahren bei der Kodierung des Ausgangsmaterials besteht darin, zu schnell ein System der Kategorien zu erstellen und den Kontakt zu der Bedeutung, die im Text enthalten ist, zu verlieren (Lamnek 2005, Flick 2002). Man versucht also dem Text eine Ordnung ‚überzustülpen'. Dies resultiert dann notwendigerweise in einer hohen Zahl von Textstellen, die nicht in das Kategoriensystem eingeordnet werden können. Diese Tendenz zur Ordnung entsteht auch dadurch, dass die Bildung von Kategorien ein langwieriger und anstrengender Prozess ist und es durchaus sehr schwer sein kann, den Überblick über Paraphrasen und Kategorien zu behalten, insbesondere wenn Interviewtranskripte lang sind oder viele TeilnehmerInnen befragt wurden. Hier kann ein Projektteam Unterstützung und Korrektur geben. Die Analyse sollte also dem Team nicht erst nach Fertigstellung präsentiert werden und die Gruppe sollte auch während der ersten Analyseschritte in den Prozess eingebunden werden.

Wie oben erwähnt, ist eine der Herausforderungen während des Analyseprozesses den Überblick über die Zuordnung von Paraphrasen zu Kategorien zu behalten. Dieser Aspekt mag banal klingen, ist aber von größter Wichtigkeit, da sich im Prozess gerade diese Zuordnung mit der Überarbeitung der Kategorien mehrmals verändert. Eine Paraphrase mag erst einer Kategorie zugeordnet sein, mit zunehmender Kodierung des Materials stellt sich aber heraus, dass die vorläufige Kategorie z.B. mit einer anderen zusammengelegt wird, sie aufgeteilt werden muss (wenn die Kategorie zu groß wird und somit zum Sammelcontainer für viele Aspekte des Sachverhalts wird), ganz aufgelöst wird (weil sie unzureichend das Ausgangsmaterial zusammenfasst) oder ein Teil der in ihr enthaltenen Paraphrasen einer anderen Kategorie zugeordnet werden kann. Viele Forscher nutzen mittlerweile Computersoftware, z.B. MaxQDA, NVivo oder Atlas.ti (Froggatt 2001a). Eine Neuzuordnung von Paraphrasen zu Kategorien oder eine Umstrukturierung des Kategoriensystems ist einfach, weil die Computersoftware stets die Verbindung zwischen Paraphrase und Originaltranskript (und damit die Zuordnung zum Teilnehmer) speichert. Dies stellt einen bedeutenden Vorteil gegenüber der alten ‚cut and paste'-Methode dar, in der Paraphrasen aus dem Text ausgeschnitten oder auf Karteikarten übertragen wurden und die Analyse und Zuordnung der Paraphrasen dann mit Papier, Kleber und Schere durchgeführt wurde (Hinweis: Diese Methode funktioniert am besten, wenn eine ausreichend große Fußbodenfläche und farbige Karteikarten zur Zusammenstellung des Kategoriensystems vorhanden sind (Bogdal 2011)).

Die Antworten der befragten Hospiz- und Palliativmitarbeiter in der Grundhaltungsstudie wurden erst per Hand nach der alten Methode und dann mit Hilfe eines Computerprogramms ausgewertet. Obwohl die Vorteile der Computerprogramme zur qualitativen Datenanalyse auf der Hand liegen, ermöglicht eine Auswertung per Hand manchmal einen besseren Kontakt mit den Daten. Die Paraphrasenbildung und Zuordnung zu Kategorien kann mit einem Computerprogramm eine mechanische Qualität erhalten. Es ist empfehlenswert, beide Vorgehensweisen zu testen und diejenige zu wählen, die die besten Ergebnisse hinsichtlich Dichte der Auswertung und Zeitaufwand erbringt.

Elemente der Grundhaltung in der Palliative Care

Persönliche Charakteristika
- Haltungen gegenüber Tod und Sterben
- Glaube, Spiritualität
- Dankbarkeit und Zufriedenheit in der Arbeit
- Selbstverständnis: Ressourcen, Stärken, Interesse an Anderen
- Eigene Ambitionen
- Innerer Halt

Werte in der Palliative Care Arbeit
- Akzeptanz der Individualität
- Respekt, Respekt der Autonomie
- Würde
- Offenheit
- Toleranz
- Positive Achtung, Wertschätzung
- Liebe
- mitfühlend
- Authentizität

Versorgungskompetenzen
- Kompetenzen: Empathie, Kommunikation und Zuhören, Balance von Nähe und Abstand
- In Beziehungen involviert und präsent sein
- Balance zwischen aktiver Unterstützung und Loslassen, abgrenzen
- Aushalten schwieriger Momente
- Ganzheitliches Versorgungsmodell
- Professionalität und Teamwork

Elemente der Grundhaltung „Akzeptanz"

Patientenzentrierung
- Würde
- Autonomie
- Individualität
- Wünsche und Bedürfnisse des Anderen anerkennen und schützen

Akzeptanz

Innere Bereitschaft
- Toleranz
- Verständnis,
- Offenheit

Sensibel, freundlich, zurückhaltend, demütig und taktvoll sein

Abbildung 5: Beispiele für Varianten des Kategoriensystems in der Studie „Grundhaltungen in der Arbeit mit schwerstkranken und sterbenden Menschen" (entnommen aus Ramsenthaler et al. 2009a/2010a)

4. Anwendung der Qualitativen Inhaltsanalyse im Bereich Palliative Care

Die Qualitative Inhaltsanalyse ist eine von vielen qualitativen Methoden, die im Bereich Palliative Care zum Einsatz kommen können (Ingleton/Seymour 2001).

Die Fragestellungen, die inhaltsanalytisch bearbeitet werden, sind dabei vielfältig (Strang 2000). Generell eignet sich die Qualitative Inhaltsanalyse zur Analyse von Problemen, Kulturen und Sachverhalten (Mayring 2000). Wenn es also um die Erkundung bisher weitgehend unbekannter Phänomene, Sichtweisen und Erlebnisse, um soziologische, kulturelle oder ethische Fragestellungen geht, kann inhaltsanalytisch vorgegangen werden. Da Palliative Care ein ganzheitlicher Ansatz ist (World Health Organization 2012), ist es Aufgabe der Forschung, Krankheit und ihre Implikationen und die Bedeutung von Sterben und Tod für den Patienten und gesellschaftlich zu untersuchen. Inhaltsanalytische Methoden können auch zur Entwicklung von Fragebögen, z.B. in der Lebensqualitätsforschung, eingesetzt werden (Krause 2006, Lasch et al. 2010). Im Rahmen der Evaluation von Gesundheitsdiensten und komplexer Interventionen am Lebensende kann die Effektivität dieser Interventionen mithilfe eines Mixed-Methods-Ansatzes quantitativ und qualitativ untersucht werden (Campbell et al. 2000).

Qualitative Methoden sind mittlerweile integraler Bestandteil der onkologischen und palliativmedizinischen Forschung (Borreani et al. 2004, Froggatt et al. 2003). Allerdings spielt die Qualitative Inhaltsanalyse nach Mayring in der internationalen palliativmedizinischen Literatur bisher eine untergeordnete Rolle. Eine Suche in Datenbanken wie CINAHL, PsycINFO, Pubmed, oder Scopus (Elsevier) im Februar 2012 ergab insgesamt 113 Einträge. Es handelt sich vorwiegend um Reviews, Buchkapitel oder deutschsprachige Publikationen. Bisherige Anwendungen im Bereich Medizin sind nicht spezifisch palliativmedizinisch, sondern umfassen unter anderem Studien zum Selbstbild von Hausärzten (Natanzon et al. 2010), zu Einstellungen zur häuslichen Pflege in Ägypten (Boggatz et al. 2009) und zur Einstellung von Hausärzten zu speziellen Versorgungsstrukturen (Heintze et al. 2004).

Es ist wahrscheinlich, dass Herausforderungen in der Anwendung der Methode zur Analyse palliativmedizinischer Studien vergleichbar mit Herausforderungen in anderen Disziplinen sind. Eine Qualitative Inhaltsanalyse kann nur gelingen, wenn eine eindeutige Fragestellung vorliegt, auf deren Grundlage Daten erhoben werden, die sich für eine inhaltsanalytische Auswertung eignen. Die Qualität der Daten bestimmt die Tiefe der Interpretation, die anhand des Kategoriensystems vorgenommen werden kann (Lamnek 2005). Die Tatsache, dass professionelle SterbebegleiterInnen in der Grundhaltungsstudie schriftlich befragt wurden (und nicht in einem Leitfadeninterview), resultierte darin, dass manche Befragte als Antwort auf die Fragen lediglich Stichpunkte formulierten. Dies führte zu Problemen bei der Kodierung der Aussagen. Es ist zum Beispiel nicht möglich, aufgrund der Antwort „Ehrlichkeit, Wahrhaftigkeit" zu erklären, was diese zwei Begriffe bedeuten. Aus dieser Antwort kann nur der Schluss gezogen werden, dass für den Befragten oder die Befragte Ehrlichkeit und

Wahrhaftigkeit Bestandteile der Grundhaltung in der Arbeit mit schwerstkranken und sterbenden Menschen sind. Es scheint auch ein Bedeutungsunterschied zwischen Ehrlichkeit und Wahrhaftigkeit zu geben, da die befragte Person beide Begriffe nennt. Ohne die Möglichkeit, an dieser Stelle nachzufragen, was genau gemeint ist, kann die exakte Bedeutung dieser Begriffe jedoch nicht ermittelt werden. Diese Begrenztheit in der Analysierbarkeit der Daten ist jedoch kein spezifisches Problem der inhaltsanalytischen Auswertung, sondern betrifft die Datenqualität. Werden Patienten am Lebensende interviewt, ist es wahrscheinlich, dass aufgrund der Belastung der Patienten Interviews verhältnismäßig kurz sein werden. Hier müssen Breite und Tiefe in der Exploration gegeneinander abgewogen werden. Eine Diskussion ethischer Probleme qualitativer Forschung am Lebensende findet sich unter anderem bei Davies et al. 1998, Richards/ Schwartz 2000 und Plant 1996.

Ob induktive oder deduktive Verfahren zur Kategorienbildung zum Einsatz kommen, hängt unter anderem davon ab, ob Vorwissen bzw. Theorien über den Forschungsgegenstand existieren. Im Projekt zur Untersuchung von Grundhaltungen von Hospiz- und Palliativmitarbeitern war eine deduktive Kategorienbildung zum Beispiel ausgeschlossen, da der Begriff Grundhaltung in der Literatur bisher unzureichend beschrieben wurde. Eine anerkannte Definition existiert nicht (Simon et al. 2009).

5. Vorteile und Kritik der Qualitativen Inhaltsanalyse

Mayring nennt vor allem zwei Prinzipien, die bei der Anwendung der qualitativen Inhaltsanalyse gesichert werden sollen: Validität und Reliabilität, wobei die Validität als übergreifendes und wichtigstes Kriterium gilt (Mayring 2007). Generell erhebt die Inhaltsanalyse den Anspruch, aufgrund der Systematik und Regelgeleitetheit prinzipiell nachvollziehbar zu sein (Verfahrensdokumentation). Im Folgenden zählt Mayring mehrere Elemente der Validität auf, unter anderem semantische Validität (korrekte Rekonstruktion des Inhalts/der Bedeutung der Textstellen in den Kategorien), Triangulation (Vergleich der Ergebnisse der Inhaltsanalyse mit den Ergebnissen, die über andere Forschungsmethoden ermittelt wurden) oder kommunikative Validierung (Ergebnisse werden den Befragten erneut vorgelegt und mit ihnen diskutiert, um abzusichern, dass sie gültig und die Interpretationen stimmig sind) (Mayring 2007, Bos 1989, Huber 1989). In der Auswertung sollten ebenso Beobachtungen und weitere Informationen aus dem Feldtagebuch berücksichtigt werden. (Für weitere Varianten der Validität siehe auch Mayring/Gläser-Zikuda 2005).

International hat sich die Qualitative Inhaltsanalyse nach Mayring noch nicht durchgesetzt. Das dürfte teilweise auch daran liegen, dass im anglo-amerikanischen Raum der Begriff ‚content analysis' noch immer mit der quantitativen Analyse verbunden ist (Krippendorff 2004, Neuendorf 2002). Vom Vorgehen her steht die Qualitative Inhaltsanalyse den Methoden der thematischen Analyse (‚thematic analysis') und dem ersten Schritt der grounded theory, dem offenen Kodieren, nahe (Flick 2007, Silverman 2011).

An der Qualitativen Inhaltsanalyse wurde immer wieder die Kritik geübt, dass sie nicht als qualitativ im Sinne eines rein induktiven Ansatzes zu bezeichnen sei (Flick 2002). Die Interpretation bei Verwendung der Technik der Strukturierung stützt sich nicht auf den Text in seiner Ganzheit sondern auf Kategorien, die deduktiv vorab bestimmt wurden. Allerdings kann dieses Argument teilweise entkräftet werden, da die Kategorien induktiv am Material revidiert werden (Mayring 2007). Dennoch kann der Bezug zu festen Kategorien in zweifacher Hinsicht als Einschränkung gelten. Die Qualitative Inhaltsanalyse geht reduktiv vor, da sie den Text als Gesamtheit in Paraphrasen zergliedert und diese Paraphrasen dann in Gruppen zusammengefasst. Damit geht der Blick auf die Ganzheit und Komplexität der Textstelle verloren (Flick 2002). Ein axiales Kodieren wie bei der grounded theory und damit eine Theorienbildung ist nicht vorgesehen. Die Gefahr besteht somit darin, das in den Texten Gesagte lediglich zu beschreiben (Froggatt 2001b). Nach Lamnek (2005) eignet sich die Qualitative Inhaltsanalyse deshalb am ehesten, wenn eine Reduktion und Zusammenfassung des Textmaterials das Ziel der Analyse ist. Der zweite Nachteil einer kategoriengeleiteten Auswertung besteht darin, dass der Blick für den Einzelfall verloren gehen kann. Die Analyse abweichender Fälle und Aussagen kann aufzeigen, für welche Personen, für welchen soziokulturellen Hintergrund die im Kategoriensystem abgebildeten Aussagen gelten (Plant 1996). Abweichende Einzelfälle verdeutlichen damit die Reichweite der Analyse.

Auch die Verbindung von quantitativen Auswertungsschritten (Bestimmung der Häufigkeit, mit der eine Kategorie genannt wurde) mit dem qualitativen Paradigma (Mayring 2001) im Sinne eines post-positivistischen Ansatzes ist problematisch (Lincoln/Guba 2011, Schwandt 2011, Huber 1989). Häufig wird in der Qualitativen Inhaltsanalyse die Stärke einer Kategorie anhand der Anzahl der Paraphrasen beschrieben (Mayring 2007). Diese fälschliche Gleichsetzung von Quantität mit Bedeutsamkeit oder Wichtigkeit reduziert die Bedeutung und das Erleben des Einzelfalls zugunsten eines Interpretationsmodells, in dem die Masse der Aussagen bestimmt, was ein Ergebnis ist. Auch die von Mayring (2007) vorgeschlagene anschließende quantitative Auswertung, in der zum Beispiel Antwortmuster von Männern und Frauen gegenübergestellt werden können, muss problematisch bewertet werden. Hier stellen Verfahren wie der Framework-Ansatz die bessere Alternative dar (Creswell 2007). Trotz der aufgeführten Nachteile ist die Qualitative Inhaltsanalyse nach Mayring ein Verfahren, das eine induktive Kategorienbildung aus dem Material heraus erlaubt und hilft, die Daten auf ein überschaubares Maß zu kürzen und die Inhalte dabei zu erhalten (Lamnek 2005). Ein großer Vorteil ist die starke Regelgeleitetheit und die Erstellung des Kodierleitfadens, da so intersubjektiv nachvollziehbare Ergebnisse erzielt werden können. Transparenz und Intersubjektivität sind damit Bestandteile des Ansatzes (Mayring 2007).

Literatur

Asendorpf, J./ Wallbott, H. (1979): Maße der Beobachterübereinstimmung: ein systematischer Vergleich. In: Zeitschrift für Sozialpsychologie 10. 243-252.
Bogdal, K.M. (2011): Fußboden. In: Kwaschik, A./Wimmer, M. (Hg.) (2011): Von der Arbeit des Historikers. Ein Wörterbuch zu Theorie und Praxis der Geschichtswissenschaft (75-78). Bielefeld.
Boggatz, T. et al. (2004): Attitudes of older Egyptians towards nursing care at home: a qualitative study. In: Journal of Cross Cultural Gerontology 24. 33-47.
Borreani, C. et al. (2004): An increasing number of qualitative research papers in oncology and palliative care: does it mean a thorough development of the methodology of research?. In: Health and Quality of Life Outcomes 2. 7.
Bos W. (1989): Reliabilität und Validität in der Inhaltsanalyse. Ein Beispiel zur Kategorienoptimierung in der Analyse chinesischer Textbücher für den muttersprachlichen Unterricht von Auslandschinesen. In: Bos, W./Tarnai, C. (Hg.) (1989): Angewandte Inhaltsanalyse in empirischer Pädagogik und Psychologie (61-72). Münster/New York.
Campbell, M. et al. (2000): Framework for the design and evaluation of complex interventions to improve health. In: British Medical Journal 321. 694-697.
Cohen J. (1960): A coefficient of agreement for nominal scales. In: Educational and Psychological Measurement 20. 37-46.
-: (1968): Weighted kappa: Nominal scale agreement with provision for scaled disagreement or partial credit. in: Psychological Bulletin 70. 213-220.
Creswell, J. (2007): *Qualitative inquiry and research design*. Thousands Oaks. CA.
Davies, E.A. et al. (1998): Do research interviews cause distress or interfere in management? Experience from a study of cancer patients. In: Journal of the Royal College of Physicians of London 32 (5). 406-410.
Fleiss, J.L. et al. (2003): Statistical methods for rates and proportions. Hoboken. N.J..
Flick, U. (2002): Qualitative Sozialforschung – eine Einführung, Reinbek bei Hamburg.
-: (2007): *The qualitative research kit*. Thousands Oaks. CA.
Froggatt, K.A. (2001a): Using computers in the analysis of qualitative data. In: Palliative Medicine 15. 517-520.
-: (2001b): The analysis of qualitative data: processes and pitfalls. In: Palliative Medicine 15. 433-438.
Froggatt, K.A. et al. (2003): Qualitative research in palliative care 1990-1999: a descriptive review. In: International Journal of Palliative Nursing 9 (3). 98-104.

Geiss, G. et al. (2009): Echtheit, Wertschätzung und Empathie als Elemente einer Grundhaltung in der Sterbebegleitung. In: Gesprächspsychotherapie und Personenzentrierte Beratung 40 (2). 81-85.
Grouven, U. et al. (2007): Der Kappa-Koeffizient. In: Deutsche Medizinische Wochenschrift 132. e65-e68.
Heintze, C. et al. (2004): Hausärtliche Sicht zur Kooperation mit Spezialisten und Visionen zukünftiger Versorgungsstrukturen. In: Medizinische Klinik 99. 430-434.
Huber, G.L. (1989): Qualität versus Quantität in der Inhaltsanalyse. In: Bos, W./Tarnai C. (1989): Angewandte Inhaltsanalyse in empirischer Pädagogik und Psychologie (32-47). Münster/New York.
Ingleton, C./Seymour, J.E. (2001): Analysing qualitative data: examples from two studies of end-of-life-care". In: International Journal of Palliative Nursing 7 (5). 227-233.
Kohlbacher, F. (2006): The use of qualitative content analysis in case study research. In: Forum Qualitative Sozialforschung 7. Artikel 21.
Krause, N. (2006): The use of qualitative methods to improve quantitative measures of health-related constructs. In: Medical Care 44 (11 Suppl 3). S34-S38.
Krippendorff, K. (2004): Content analysis: an introduction into its methodology. Thousands Oaks, CA.
Lamnek S. (2005): *Qualitative Sozialforschung*. Weinheim et al..
Lasch, K.E. et al. (2010): PRO development: rigorous qualitative research as the crucial foundation. In: Quality of Life Research 19 (8). 1087-1096.
Lincoln, Y.S./Guba, E.G. (2011): *Paradigmatic controversies, contradictions, and emerging confluences*. In: Denzin, N.K./Lincoln, Y.S. (Hg.) (2011), *The SAGE handbook of qualitative research* (S. 163-188). Thousands Oaks, CA.
Mayring P. (2000): Qualitative Inhaltsanalyse. In: Forum Qualitative Sozialforschung 1. Artikel 20.
-: (2001): Kombination und Integration qualitativer und quantitativer Analyse. In: Forum Qualitative Sozialforschung 2.
-: (2002): Einführung in die qualitative Sozialforschung: eine Anleitung zum qualitativen Denken, Weinheim.
-: (2007): Qualitative Inhaltsanalyse. Grundlagen und Techniken, Weinheim.
Mayring, P./Gläser-Zikuda, M. (2005): *Die Praxis der qualitativen Inhaltsanalyse*, Weinheim et al.
Natanzon, I. et al. (2010): Does GP's self-perception of their professional role correspond to their social self-image? – a qualitative study form Germany. In: BMC Family Practice 11. 10.
Neuendorf, K.A. (2002): *The content analysis guidebook*, Thousands Oaks, CA.
Plant, H. (1996): Research interviewing. In: Palliative Medicine 10. 339-341.
Ramsenthaler, C. et al. (2009a): Definition and elements of core attitude in palliative care. In: European Journal of Palliative Care 16. 201.
-: (2009b): Core attitudes in different working fields. In: European Journal of Palliative Care 16. 201.
-: (2010a): Core attitudes in palliative care: acceptance as the key element. In: Palliative Medicine 24. S35.
-: (2010b): How to teach and learn core attitudes in palliative care. In: Palliative Medicine 24. S146.
Richard, H. M./Schwartz, L.J. (2002): Ethics of qualitative research: are there special issues for health services research?. In: Family Practice 19 (2). 135-139.
Schramm W. L. et al. (1997): The beginnings of communication study in America, Thousand Oaks, CA.
Schwandt, T. A. (2011): *Three epistemological stances for qualitative inquiry*. In: Denzin, N.K./Lincoln, Y.S. (Hg.) (2011), *The SAGE handbook of qualitative rese*arch (S. 189-213). Thousands Oaks, CA.
Silverman, D. (2011): *Interpreting qualitative data*, London.

Simon, S. et al. (2009): Core attitudes of professionals in palliative care: a qualitative study. In: International Journal of Palliative Nursing 15 (8). 332-338
-: (2008): Basic attitudes of professionals in palliative care. In: Palliative Medicine 22. 548.
Strang, P. (2000): Qualitative research methods in palliative medicine and palliative oncology. An introduction. In: Acta oncologica 39 (8). 911-917.
World Health Organisation (2012): WHO definition of palliative care, Zugänglich unter: http://www.who.int/cancer/palliative/definition/en/ (Zugriff am 15.06.2012).

Christian Schulz

Der Patient am Lebensende – Gespräche zwischen Palliativpatienten und Medizinstudierenden am Lebensende: eine qualitative Untersuchung über Einblicke in die Erlebniswelt von Patienten

> T3: ... das ist eine wildfremde Person, die auf mich zu gekommen ist und mir die Hand gereicht hat, und das ist toll. [...] Der Student [räuspert sich] der mich von Anfang an hier, na, nicht begleitete, aber sehr ... übermenschliche Züge aufwies. Das hat mich sehr bewegt. Der war, dieser junge Mann war wirklich berührt von meinem Schicksal und hat nicht irgendwo irgendetwas sich aus den Fingern gesaugt und dann mir vorgespielt. Und das ist das was mich so sehr daran erfreut hat, dass es Menschen gibt, die sich für andere einsetzen und sie verstehen und versuchen wo möglich zu helfen auf dem psychologischen Wege (weint, Stimme sehr zittrig)

1. Zusammenfassung des Anwendungsbeispiels zur Qualitativen Inhaltsanalyse nach Mayring im Forschungsumfeld des Lebensendes

Ziel

Ein Verständnis darüber zu erlangen, wie Palliativpatienten ihre Erfahrungen und ihre Rolle als Lehrende in 1:1-Begegnungen mit Medizinstudierenden im Rahmen eines Seminars über Kommunikation mit Sterbenden empfunden haben.

Setting

Palliativstation des Universitätsklinikums der Heinrich-Heine-Universität Düsseldorf

Teilnehmer

Willkürliche Stichprobe von fünf Palliativpatienten (Krebsdiagnose; Rehabilitations- oder frühe Terminalphase)

Methode

Deskriptive, qualitative Studie. Nach drei bis fünf aufeinanderfolgenden 1:1-Begegnungen zwischen Patienten und Studierenden wurden aus einer willkürlichen Patientenstichprobe fünf semistrukturierte Tiefeninterviews (51-124 Minuten) audiotechnisch aufgezeichnet und verbatim transkribiert. Datenreduktion und Kategorienbildung mittels induktiver Kodierung erfolgte auf der Basis der zusammenfassenden qualitativen Inhaltsanalyse nach Mayring.

Ergebnisse

Elf Haupt- und drei Nebenkategorien wurden aus den Daten abgeleitet. Übereinstimmung herrschte in den Bereichen Bereitschaft, sich auf die Studierenden einzulassen und sie in ihren Lernerfahrungen zu unterstützen, sowie Offenheit für emotional anspruchsvolle Fragestellungen. Offenheit, Ehrlichkeit und Authentizität waren Kriterien, die von den Patienten positiv bewertet wurden. Negativ beurteilt wurden an Studierenden Introvertiertheit und die Unfähigkeit, das Gespräch aktiv zu moderieren oder den Gesprächsfluss durch aktives Zuhören zu fördern. Die Teilnahme wurde von keinem Patienten als belastend empfunden, und weder die Studierenden noch der Seminaraufbau erhielten ein grundsätzlich negatives Feedback.

Schlussfolgerung

Palliativpatienten schätzen die Möglichkeit zu Gesprächen mit Studierenden. Die Patienten, die sich für direkte 1:1-Begegnungen mit Studierenden zur Verfügung stellen, sind auch bereit zur offenen Diskussion der emotionalen Aspekte ihrer persönlichen Situation. Sie wünschen sich, dass man ihnen Fragen stellt, ihnen aktiv zuhört, dass ihrem Erzählen Raum und Zeit geschenkt wird, und erwarten aktive Beteiligung von Seiten der Studierenden. Patienten haben ein Bedürfnis nach offener Kommunikation und sind sich bewusst, dass die Studierenden als Lernende in die Begegnung kommen, denen Erfahrung in der Kommunikation mit Schwerkranken fehlt, daher begegnen sie allfälligen Fehlern von Studierenden während der Gespräche mit Toleranz und Geduld.

Die vorgestellte Studie ist ein Anwendungsbeispiel, anhand dessen die in den vorangestellten Kapiteln dargestellte wissenschaftstheoretische Einführung und die Methodenerläuterung konkret nachvollziehbar gemacht werden sollen. Die innerhalb dieses Abschnittes vorgestellten Schritte und das methodische Vorgehen nehmen Bezug auf die methodischen Ausführungen in Kapitel 2 („Was ist ‚Qualitative Inhaltsanalyse'?"). An den Stellen, an denen der Bezug einen Querverweis auf dieses Kapitel ermöglicht, werde ich dies hervorheben, so dass die Lektüre ein möglichst hohes Maß an Nachvollziehbarkeit der Methodik und aktives Lernen durch Verbindung von Theorie und Praxis ermöglicht.

2. Einleitung und Hintergrund

Dem hier vorgestellten Anwendungsbeispiel liegt eine deskriptive, qualitative Studie zugrunde, im Rahmen derer Interviews mit einer willkürlichen Stichprobe von Palliativpatienten geführt wurden, welche an einem Seminar für Medizinstudenten zum Thema „Kommunikation mit sterbenden Patienten" teilgenommen hatten. Dieses Kapitel führt in das dieser Studie zugrundeliegende Forschungsfeld Palliative Care/Lebensende/Ausbildung ein, indem relevante Forschungslücken mittels Analyse der vorhandenen wissenschaftlichen Literatur sowie der Zusammenfassung der wesentlichen Forschungsergebnisse aufgezeigt und beschrieben werden. Dieses Kapitel stellt daher die Grundlagen vor, auf denen die Forschungsfrage aufbaut.

Palliative Care

Die WHO definiert Palliative Care und ihren Aufgabenbereich wie folgt:

> „… ein Ansatz zur Verbesserung der Lebensqualität von Patienten und ihren Familien, die mit Problemen konfrontiert sind, die mit einer lebensbedrohlichen Erkrankung einhergehen, und zwar durch Vorbeugen und Lindern von Leiden, durch frühzeitiges Erkennen, gewissenhafte Einschätzung und Behandlung von Schmerzen und anderen belastenden Beschwerden körperlicher, psychosozialer und spiritueller Art." (WHO 2010)

In den letzten 10 Jahren wurde Palliative Care in Deutschland und anderen Ländern in zunehmendem Maße als eigenständige klinische Disziplin mit einem wachsenden Feld an akademischen Aus- und Weiterbildungsangeboten und sich entwickelnder Forschung anerkannt. Zum gegenwärtigen Zeitpunkt verfügen die Vereinigten Staaten und Großbritannien über die am weitesten entwickelten Netzwerke und Strukturen in der Palliativversorgung (Martin-Moreno, Harris et al. 2008). Betrachtet man in diesem Zusammenhang den Aspekt der Lehre und

Ausbildung, so kann man mittlerweile feststellen, dass die Bedeutung und Rolle der universitären Ausbildung in diesem Bereich zunehmend an Gewicht gewinnt. Eine vom Europäischen Parlament in Auftrag gegebene Studie über den Stand der Palliativversorgung innerhalb der Europäischen Union kommt zu dem Schluss, dass es angesichts der demographischen Veränderungen als unentbehrlich erachtet wird, dass die in der Palliativversorgung Tätigen über eine spezialisierte Ausbildung verfügen:

> „Aufgrund des allseits bekannten demographischen Wandels innerhalb der EU kommt der Palliativversorgung eine wachsende Bedeutung bei der medizinischen Versorgung und Pflege der alternden Bevölkerung zu. Im politischen Kontext bedeutet dies die Notwendigkeit des effizienten Einsatzes von (Personal- und finanziellen) Ressourcen, um die bestmögliche Versorgungsqualität zu gewährleisten. Es bedarf weiter einer spezialisierten Ausbildung für die in diesem Bereich Tätigen, der allgemeine Zugang zur medizinischen und pflegerischen Palliativversorgung muss gewährleistet werden, und den Bedürfnissen und Entscheidungen der Patienten müssen Gehör und Respekt entgegen gebracht werden. Um nun diese Ziele in Europa zu erreichen, ist es unerlässlich, dass Palliative Care in seinen verschiedenen Aspekten sowohl auf nationaler wie auch internationaler Ebene erforscht wird." (Martin-Moreno, Harris et al. 2008)

Notwendigkeit von Aus- und Weiterbildung in Palliative Care

Die Europäische Gesellschaft für Palliative Care (European Association for Palliative Care / EAPC) erkannte die Notwendigkeit eines palliativspezifischen Aus- und Weiterbildungsangebotes und formulierte einen Empfehlungskatalog für die betreffenden Curricula auf Grundstudienebene sowie für die verschiedenen Post-Graduate-Curricula im Gesundheitsbereich (EAPC 2007). Eine Literaturstudie von Adriaansen et al. aus dem Jahre 2007 verdeutlichte die positive Auswirkung von palliativpflegerischen Weiterbildungen für Pflegepersonen und gelangte zur Erkenntnis, dass solche Kurse am erfolgreichsten waren, die in ihren Lehrplänen einen multidisziplinären Ansatz, Praxiselemente sowie unterschiedliche didaktische Methoden etabliert hatten (Adriaansen and van Achterberg 2008). Doch obwohl sich in den letzen Jahren die Situation in der Lehre in diesem Bereich durch gezielte Anstrengungen zweifellos verbessert hat, scheint die Ausbildungssituation allgemein immer noch eine Unbefriedigende zu sein, wie mehrere Studien belegen (SUPPORT 1995; Oddi and Cassidy 1998; Lloyd-Williams and MacLeod 2004). Eine systematische Literaturanalyse von Lloyd-Williams et al. aus dem Jahr 2004 zeigte Unstimmigkeiten in den untersuchten Curricula auf, wie auch eine Dominanz von reiner Wissens- und Fertigkeitenvermittlung zulasten der Integration zwischenmenschlicher Aspekte und formeller Assessments (Lloyd-Williams and MacLeod 2004). Eine systematische Literaturübersicht jüngeren Datums über die Situation in den Vereinigten Staaten bestätigte diese Ergebnisse (Bickel-Swenson 2007). Obgleich noch immer kein Konsens darüber herrscht, in welchem Studienabschnitt eine solche Ausbildung angesetzt werden sollte (Charlton and Currie 2008), liegt es dennoch nahe und erscheint sinnvoll, eine palliativspezifische Ausbildung, wie die Undergraduate Palliative Care Education (UPCE), im Grundstudium anzusiedeln und so wesentlichen und nachhaltigen Einfluss auszuüben, da die Studierenden aller Gesundheitsberufe in dieser Phase damit beginnen, ihre betreffenden Rollenbilder zu entwickeln.

Einführung in die Kommunikationsausbildung in der Palliativmedizin

Im Zentrum des folgenden Abschnittes steht die Prämisse, dass Kommunikation eine klinische Kernkompetenz ist, die sowohl erlernt wie auch gelehrt werden kann (Kurtz SM 1998; Kurtz 2004). Im Bereich der Palliative Care ist die Fähigkeit zur professionellen und bedürfnisgerechten Kommunikation von zentraler Bedeutung für die Bildung unseres professionellen Rollenverständnisses. Zuweilen ist Kommunikation die einzige medizinische oder pflegerische Handlung, die der Heilberufler einem sterbenden Patienten noch zu Gute kommen lassen kann. Kommunikationskompetenz ist kein Persönlichkeitszug, sondern vielmehr eine Fertigkeit, die durch Ausbildung erlernt werden kann, was die entsprechende Ausbildung wiederum evaluierbar macht. Kommunikationskompetenz als allgemeines Konzept besteht aus einer Reihe von beobachtbaren Verhaltensmustern (Makoul 2001; Kiessling, Dieterich et al. 2008); dadurch kann sie gelehrt, evaluiert wie auch erforscht werden.

Seit 1995 die mittlerweile klassische SUPPORT-Studie (SUPPORT 1995) zur Erforschung der Diskrepanz zwischen Wünschen von Palliativpatienten und der medizinischen Versorgungsrealität publiziert wurde, haben weitere Studien darauf hingewiesen, dass es gravierende Mängel in der medizinischen Versorgung von Patienten am Lebensende im Spitalssetting gibt (Heyland, Lavery et al. 2000; Azoulay, Pochard et al. 2001; Fallowfield, Jenkins et al. 2002; Heyland, Groll et al. 2005). Diese Resultate zeigen deutlich die tiefe Kluft zwischen dem existierenden forschungsbasierten Wissen über die unbestreitbar positive Wirkung effektiver und professioneller Arzt-Patienten-Kommunikation und ihres Einflusses auf patientenbezogene Outcomes (Stewart 1995; Stiefel, Favre et al. 2006) und dem immer noch bestehenden Bedarf einer verbesserten Kommunikation mit Sterbenden sowie der Optimierung von Aus- und Weiterbildung (Charlton and Currie 2008).

Evaluation und Erforschung von Kommunikation mit Sterbenden – warum?

In einem in der Zeitschrift *Medical Education* veröffentlichten Beitrag postulierte Amanda Howe, dass „die Überprüfung des Erworbenen, so wie bei allen Kernbestandteilen, von Aussagekraft und hohem Anspruch gekennzeichnet sein muss, um sowohl Kompetenz als auch Lernbereitschaft zu fördern" (Howe 2002; Howe 2003).

Medizinische Kompetenz wird von den medizinischen Pädagogen Epstein und Hundert wie folgt definiert:

> „Der gewohnheitsmäßige und umsichtige Einsatz von Kommunikation, Wissen, technischen Fertigkeiten, klinischem Urteilsvermögen, Wertehaltung und Reflektion in der täglichen Praxis zum Wohle des Einzelnen und der Gemeinschaft, der man dient" (Epstein 2002).

Kompetenz ist keine Einzelleistung, sondern vielmehr ein Prozess des lebenslangen Lernens (Leach 2002). In Ausbildung wie auch Evaluation ist es unerlässlich, zwischen Leistung (Wozu ist die Palliativfachkraft fähig?) und Kompetenz (Wie arbeitet die Palliativfachkraft in der täglichen Praxis, wenn sie nicht beobachtet wird?) zu unterscheiden.

Forschung und Evaluation unterstützen Palliativfachkräfte dabei, ihren individuellen Lern- und Weiterbildungsbedarf zu erkennen und zu erfüllen (Leach 2002; Koropchak, Pollak et al. 2006; Epstein 2007). Was nicht außer Acht gelassen werden darf, ist die Tatsache, dass Evaluationen auch dem Schutz der Palliativpatienten dienen, indem fehlende Kompetenz und Weiterbildungsbedarf ausfindig gemacht werden. Jedoch muss nach einer kritischen Sichtung der Literatur zum Thema Leistungsbeurteilung und Evaluation einschränkend hinzugefügt werden, dass eine direkte Auswirkung von Leistungsbeurteilungen auf Patientenoutcomes bislang nicht nachgewiesen werden konnte (Tamblyn, Abrahamowicz et al. 1998; Tamblyn, Abrahamowicz et al. 2002; Epstein 2007).

Nachdem die Entwicklung der professionellen Kompetenz eine lebenslange Aufgabe ist, sollte die formelle Beurteilung ebenfalls nicht mit der Promotion oder dem Facharztexamen enden, um die höchstmögliche Qualität der palliativmedizinischen Versorgung und Pflege zu garantieren. Bis heute herrscht jedoch Uneinigkeit darüber, was professionelles Handeln in der Gesundheitsversorgung ausmacht oder wie es zu definieren oder zu messen sei (Ginsburg, Regehr et al. 2004). Dies trifft auch auf den Bereich der Palliative Care zu, wo die Diskussion über die Qualität der täglichen Praxis zunehmend in den Mittelpunkt des Interesses rückt, wiewohl es immer noch keine offizielle Empfehlung bezüglich der Beurteilungskriterien hinsichtlich Ausbildung und Leistung in Palliative Care gibt. Während in Bezug auf die Beschreibung und Definition von professioneller

Kompetenz in der Kommunikation mit Menschen am Lebensende durchaus Konsens existiert (Back, Anderson et al. 2008; Kiessling, Dieterich et al. 2008), bleiben aussagekräftige Forschung und Beurteilung des professionellen Handelns ein strittiges Thema. Dies rückt das Forschungsfeld Palliative Care in den Mittelpunkt des Interesses, was insbesondere für die Erforschung geeigneter didaktischer Konzepte und Beurteilungsmethoden gilt. (Schulz, Katerla et al. 2009)

Das ‚Wie' in der Praxis – Methoden und Herausforderungen der Forschung im Bereich Kommunikation am Lebensende

Ausbildungsprogramme über Kommunikation am Lebensende haben sich in verschiedenen Settings als effektiv erwiesen (Fallowfield, Jenkins et al. 2002; Fallowfield, Jenkins et al. 2003; Stiefel, Favre et al. 2006; Back, Anderson et al. 2008; Schulz, Möller et al. 2009). In einer Literaturübersicht zum Thema Palliative Care untersuchten Grunfeld et al. verfügbare Instrumente zur Evaluation und Erforschung von Kommunikation am Lebensende. Sie identifizierten zehn Instrumente, welche die Einschlusskriterien erfüllten (acht Patienten-/Angehörigen-Fragebögen, zwei Mitarbeiterfragebögen), wobei jedoch keines der Messinstrumente alle Parameter abdeckte, die von den Autorinnen als relevant erachtet wurden. (Grunfeld, Folkes et al. 2008) Unglücklicherweise bedingt die dynamische Natur der Kommunikationsinteraktion, dass sich diese nicht ohne weiteres für praktische Testinstrumente oder Standardisierungen eignet. Daher wurden verschiedene Ansätze entwickelt, die diesen spezifischen Herausforderungen Rechnung tragen sollen. Während der letzten zehn Jahre wurden Observationsmethoden zu Beurteilungs- und Evaluationszwecken umfassend erforscht und in die Ausbildung im Gesundheitswesen integriert. Die nachfolgende Tabelle bietet einen kompakten Überblick über die verfügbaren Methoden zur Evaluation und Erforschung der Kommunikationskompetenz.

Methode	Parameter	Vorteile	Nachteile	Validität/Reliabilität
Verfügbare Methoden zur Evaluatin und Erforschung von Kommunikationskompetenz				
Selbstassessment				
Selbstbewertungsbogen	Wissensstand, Fertigkeiten, Einstellung, Ansichten, Emotionen, Verhalten	Leicht anzuwenden, kostengünstig, leicht zugängliche Daten, fördert Reflexion, Daten anonymisierbar	Genauigkeit nicht gesichert, Gefahr von verfälschten Ergebnissen bei Fehlen von Einschulung/Feedback, keine direkten Rückschlüsse auf Praxis möglich	Am häufigsten verwendetes Instrument mit zahlreichen validierten und reliablen Instrumenten (aber: Messen wir tatsächlich, was wir messen wollen?)
Reflexionstagebuch	Einstellung, Ansichten, Verhalten, Emotionen, klinisches Denken	Leicht anzuwenden, kosteneffektiv, fördert Reflexion und Entwicklung von Lernzielen, generiert detaillierte und tiefergehende Daten	Zeitaufwändig, starke Bias-Gefahr durch mögliche Selektion, Interpretation und Defensivität	Nicht anwendbar
Video-Tagebuch	Alle Parameter, insbesondere intra- und interpersonelle Dynamik	Individuelle Zeiteinteilung, detaillierte und tiefergehende Daten inkl. Mimik und Gestik	Logistisch anspruchsvoll, kostenintensiv, zeitaufwändig, sehr komplexe qualitative Daten	Keine identifizierten Studien / nicht anwendbar
Assessment durch Patienten				
Patientenfragebogen	Patientenzufriedenheit / Lebensqualität von Patienten, Beziehungsaufbau, Verhalten, Patientenprioritäten, zwischenmenschliche Kommunikation	Relevante und wichtige Beurteilungsquelle	Neigung zu allgemeinen Eindrücken statt Analyse, ethisch anspruchsvoll, geringe Trennschärfe	Validierte und reliable Instrumente existieren und wurden in verschiedenen Settings eingesetzt [32]
Patienteninterview	Sämtliche patientenbezogenen Parameter	Reiches und tiefgehendes Datenmaterial inkl. Mimik und Gestik (bei Videoaufnahmen), qualitativer Ansatz, der Lernerfahrungen und Verständnis fördert	Ausgesprochen zeit- und kostenintensiv, ethische Bedenken (Anonymität, Vulnerabilität), bei größeren Gruppen nicht anwendbar	Hauptsächlich als Forschungsmethode gedacht, nicht für formelle Beurteilungen verwendet
Peer Assessment				
Gruppendiskussion	Professionalität, Leistung, Teamwork, zwischenmenschliches Verhalten, systemische Aspekte	Glaubhafte Quelle, Bewertung inkludiert gewohnheitsmäßiges Verhalten, realistisches Feedback-Setting	Erfordert geschützte Atmosphäre (Diskretion, Vertrauen, Feedback-Regeln), zeitaufwändig	Korreliert mit zukünftiger akademischer und klinischer Performance
Assessment durch Vorgesetzte				
Multiple Choice Fragen	Wissensstand, Problemlösungsfähigkeit	Zeiteffizient, kann verschiedenste Bereiche in kurzer Zeit abdecken, hoher Output möglich, klare Bewertungskriterien, automatisierbar, hohe Trennschärfe	Entwicklung von adäquat validen/reliablen Fragen ist aufwändig und herausfordernd, insbesondere in Bereichen wie Kommunikation, Gefahr von Cueing-Effect (richtige Antwort bei vorgegebenen Antwortmöglichkeiten)	Hohe Reliabilität, bei korrekter Zusammenstellung auch hohe Validität möglich [33]
Key Feature Assessment [34] (Abfolge von Patienten-Fall-Items und Fragen über klinisch relevante Entscheidungen)	Wissensstand, Problemlösungsfähigkeit, klinisches Denken	Kann verschiedene Bereiche in kurzer Zeit abdecken, bewertet Problemlösungsfähigkeiten, keine Gefahr von Cueing	Zeitaufwändiger Entwicklungsprozess	Bei guter Konstruktion hohe Reliabilität und Validität möglich [33]
Vignetten/ strukturierte Essays (Sonderform: Objektives strukturiertes Video Examen= OSVE)[35]	Synthese- und Integrationskompetenz, klinisches Denken, Umsetzung von Wissen	Realistische Fallpräsentation inkl. komplexer Daten (besonders bei OSVEs)	Vorbereitung/Entwicklung sehr aufwändig (OSVEs), Benotung zeitaufwendig	Interraterreliabilität problematisch, braucht viele Testvorläufe, hohe Validität bei gut konstruierten Fällen [33]
Real-Patientenkontakt (RPK) [30, 31] als strukturierte direkte Observation	Fertigkeiten, zwischenmenschliche Kommunikation	Reale Patienten, reale Fälle, besonders wertvolles Feedback, nachhaltiger Lerneffekt für Studierende	Komplex und zeitaufwändig, ethische Bedenken, Gefahr von Bewertung des selektiven	Hohe Reliabilität [39, 40]

Tabelle 1: Verfügbare Methoden zur Evaluation und Beurteilung von Kommunikation mit Patienten am Lebensende; adaptiert nach (Epstein 2007)

Die angeführten Methoden beinhalten die direkte Beobachtung von Teilnehmern, Feedback, strukturierte überwachte Observationsmethoden, wie z. B. die Mini-Clinical-Evaluation-Exercise (Mini-CEX) (Norcini and Boulet 2003), sogenannte „Long-Case-Evaluations" (Norman 2002) sowie audio- und videobasierte Assessmentmethoden, z. B. Videoaufnahmen von Real-Patienten-Kontakten (Ram, Grol et al. 1999) und Objective Structurierte Video Examen (OSVEs) (Simpson, Helm et al. 2006). Zur Vermittlung und Analyse von kommunikativen Fertigkeiten sind weltweit verschiedenste Beurteilungssysteme im Einsatz, wie etwa der Calgary-Cambridge Guide (Kurtz and Silverman 1996) oder das Roter Interaction Analysis System (RIAS) (Detmar, Muller et al. 2001), um nur zwei der am weitesten Verbreiteten zu nennen. In Deutschland wurde das Basler Consensus Statement veröffentlicht, eine Konsens-Leitlinie, die von Experten aus verschiedenen Disziplinen und medizinischen Fakultäten erstellt wurde und darzustellen sucht, welche kommunikativen und sozialen Kompetenzen Medizinstudierende am Ende ihres Studiums erworben haben sollen. (Kiessling, Dieterich et al. 2008)

Universität Witten/Herdecke und Heinrich-Heine-Universität Düsseldorf – Undergraduate Palliative Care Curriculum

Die deutsche Gesetzgebung fordert seit kurzem die verpflichtende Implementierung von Palliative Care Curricula in die Ausbildung von Studierenden der Humanmedizin, wodurch die Universitäten nun angehalten sind, neue Curricula zu entwickeln und zu etablieren. (Schulz, Möller et al. 2012)
　　Das in der vorliegenden Arbeit untersuchte Seminar ist Teil eines systematischen Palliative Care Curriculums für Medizinstudierende der Universität Witten/Herdecke sowie der Heinrich-Heine-Universität Düsseldorf, das 2006 erstmals eingeführt wurde. Die Konzipierung erfolgte anhand Kerns Methode zur Curricularentwicklung, einem Rahmenwerk für evidenzbasierte Curricularentwicklung, welches aus einem Zyklus von sechs Schritten besteht. (Kern 1998)

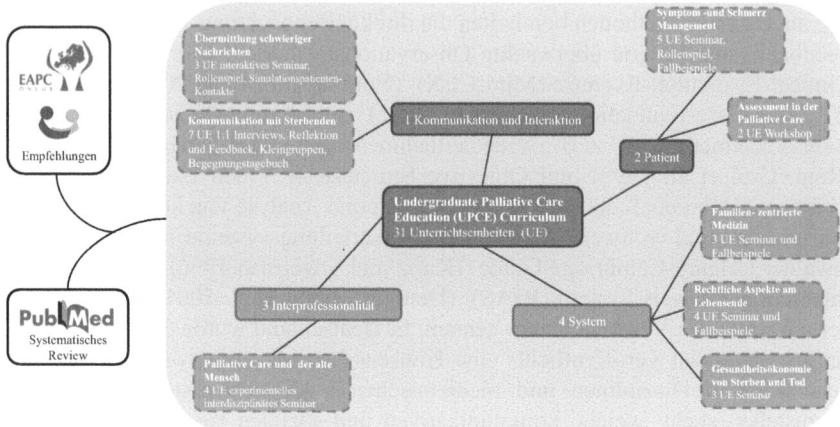

Abbildung 1: Das Undergraduate Palliative Care Curriculum der Universität Witten/Herdecke besteht aus 31 Unterrichtseinheiten (UE)

Im Rahmen dieses Curriculums absolvieren Medizinstudierende im vierten Ausbildungsjahr insgesamt 31 Unterrichtseinheiten (UE) à 45 Minuten, verteilt über zwei Semester. Die Kommunikationsausbildung umfasst zehn Unterrichtseinheiten, inklusive eines longitudinalen 1:1-Real-Patientenkontakt-Moduls über vier Monate. Das Curriculum wird laufend evaluiert; den Evaluationsergebnissen zufolge fühlen sich die Studierenden besser auf die Versorgung von Patienten am Lebensende vorbereitet. (Mitzkat 2006; Schulz 2007; Schulz 2008; Schnell 2009)

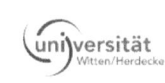
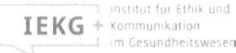
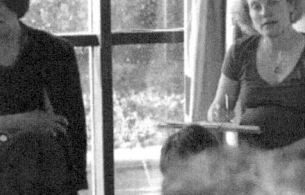
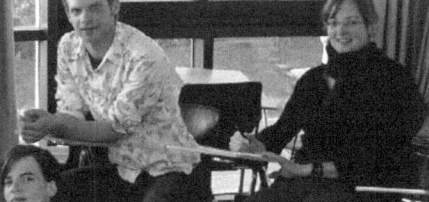
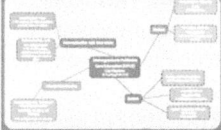
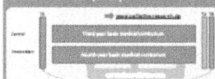

Abbildung 2: Poster vom 11. EAPC-Kongress 2009. (Schulz, Möller et al. 2009)

Kommunikation stellt einen der vier Bereiche dar, die im Rahmen des Curriculums auf der Basis einer systematischen Literaturrecherche sowie der Integration von europäischen und deutschen von den jeweiligen Gesellschaften und Vereinen veröffentlichten Leitlinien entwickelt wurden (DGP 2003; Bundesärztekammer 2004; EAPC 2007). Das oben angeführte Kapitel lieferte einen detaillierten Überblick über die neuere Literatur zu den verschiedenen didaktischen Ansätzen einschließlich ihrer Effektivität, anhand derer der Bereich Kommunikation in der Palliativversorgung in didaktische Konzepte operationalisiert wurde. Der folgende Abschnitt präsentiert die Art und Weise, wie Kommunikation mit Sterbenden im Rahmen des Palliative Care Curriculums der Universität Witten/Herdecke und der Heinrich-Heine-Universität Düsseldorf gelehrt und vermittelt wird.

'Kommunikation mit Sterbenden' – Patienten als Lehrende in 1:1-Begegnungen mit Studierenden

Real-Patienten-Kontakt als Schulungs-, Beurteilungs- und Forschungsmethode wurde als solche bereits in diversen Settings eingesetzt (Ross, Keay et al. 1999; Cowell, Farrell et al. 2002; Block 2005; Elsner, Jünger et al. 2006). Das Konzept der direkten Medizinstudierenden-Patienten-Interaktion in der Kommunikationsausbildung ist kein Neues und hat durch die qualitativen Untersuchungen von Elisabeth Kübler-Ross und ihrem bekanntesten Werk *On Death and Dying* internationale Bekanntheit und Anerkennung erfahren. (Kübler-Ross 1997) Die, stets freiwillige, Teilnahme von Krebspatienten an Kommunikationsschulungen hat sich als von hohem Nutzen und nachhaltigen Lerneffekt für Studierende erwiesen (Klein, Tracy et al. 1999; Bickel-Swenson 2007).

Eine weitere Gruppe von observationalen Forschungs- und Evaluationsmethoden ist auf ‚Simulation als Werkzeug zur Erforschung und Bewertung von erworbenem Wissen bzw. professionellem Handeln' begründet. Simulierte und standardisierte Patienten, d. h. Personen, die ausgebildet werden, um eine Erkrankung auf standardisierte Art und Weise zu simulieren, sind eine weitverbreitete Möglichkeit der Bewertung korrekten klinischen Handelns, zumeist in Verbindung mit dem Einsatz des Konzeptes von Objektiven Strukturierten Klinischen Examen (Harden 1979; Cohen, Reznick et al. 1990). Diese Methode eignet sich darüber hinaus als aussagekräftiges und flexibel adaptierbares Forschungswerkzeug für die Kommunikationsforschung. (Ainsworth, Rogers et al. 1991; Barrows 1993; Roter, Frankel et al. 2006) In einigen Settings kam eine abgewandelte Version zur Anwendung, in der sogenannte „Inkognito-Simulationspatienten" die medizinische Praxis und Kommunikationskompetenz der

Teilnehmer bewerteten (Tamblyn 1998; Epstein, Franks et al. 2005; Kravitz, Epstein et al. 2005).

Es darf jedoch nicht verschwiegen werden, dass Vergleiche von Bewertungen durch reale Patienten und simulierte Patientenkontakte widersprüchliche Ergebnisse hinsichtlich der Reliabilität ergeben haben. Während Fiscella et al. 2007 aufzeigen konnten, dass die Reliabilität der Bewertungen realer Patienten, die in Kommunikationstrainings eingesetzt wurden, höher war als die von standardisierten Patienten (Fiscella, Franks et al. 2007), fanden sich bei Wass et al. keine solchen Unterschiede (Wass, Van der Vleuten et al. 2001).

Zusammenfassend kann festgestellt werden, dass obgleich sich die Forschungslage über die palliativmedizinische Aus- und Weiterbildung von Studierenden verbessert, bislang nur wenig über die Perspektive der Patienten hinsichtlich ihrer Rolle als Lehrende in 1:1-Begegnungen mit Medizinstudierenden bekannt ist (Schulz 2008; Schnell 2009). Dieses nicht-simulierte didaktische Modell wird in verschiedenen Settings eingesetzt (häusliches Umfeld, Hospiz, stationäres Setting). Deutsche Modellprojekte, welche dieses Konzept integriert haben, stießen auf breite Anerkennung und erhielten Auszeichnungen der Deutschen Gesellschaft für Palliativmedizin sowie anderer Institutionen (Bleib-Gesund-Stiftung 2009; DGP 2009). Weitere Forschung auf diesem Gebiet ist von unverzichtbarer Bedeutung, da in Folge der sich verbreitenden verpflichtenden Implementierung von Palliative Care in der Medizinausbildung sowohl in Deutschland wie auch auf europäischer Ebene die Notwendigkeit evidenzbasierter pädagogischer Konzepte zunehmend in den Fokus des allgemeinen Interesses rückt.

Welche Aspekte in der Versorgung von Menschen am Lebensende sollten evaluiert werden? Erkenntnisse aus der Patientenperspektive

Der vorhergehende Abschnitt lieferte eine Begründung für die Bewertung und Erforschung kommunikativen Handelns mit Patienten am Lebensende aus der Perspektive der Gesundheitsversorgung sowie der in diesem Bereich Tätigen. Ein ganzheitliches Bild jedoch bedarf ebenfalls der Patientenperspektive. Die Literatur zeigt deutlich, dass es wesentliche Unterschiede zwischen den von Patienten und den von Mitarbeitern im Gesundheitswesen genannten Bedürfnissen gibt (Singer, Martin et al. 1999; Steinhauser, Christakis et al. 2000). Rückmeldungen über Vorlieben und Wünsche von Patienten geben wertvolle Einblicke in das, was aus der Perspektive derer, die das Zentrum unserer medizinischen und pflegerischen Bemühungen ausmachen, für wichtig erachtet wird. Mittlerweile existiert eine wachsende Datenbasis aus der Literatur über die Modellierung und Erforschung des „guten Todes" (Steinhauser, Christakis et al. 2000;

Higginson, Finlay et al. 2003; Workman 2003; Kendall, Harris et al. 2007; Workman 2007). In einer Fokusgruppenstudie ermittelten Steinhauser et al. Kommunikation und klare Entscheidungsfindung (die wiederum durch gute Kommunikation erleichtert wird) zwischen Arzt und Patient als eine von sechs Hauptkomponenten eines sogenannten ‚guten Tods' (Steinhauser, Christakis et al. 2000). Eine kanadische Studie zum Thema Tod und Sterben kam zum gleichen Ergebnis; auch hier nannten Patienten offene und aufrichtige Kommunikation mit dem Arzt als einen der wichtigsten Aspekte in der Palliativversorgung (Heyland, Groll et al. 2005). 2008 führten Grunfeld et al. Fokusgruppensitzungen mit Palliativpatienten durch und ermittelten fünf spezifische Kommunikationsfaktoren, die Patienten am Lebensende als wichtig erachten: Kommunikation von Information, zwischenmenschliche Kommunikation, Kommunikation über zur Verfügung stehende unterstützende Gesundheitsdienstleistungen, Kommunikation über einen Wechsel des Behandlungsziels, sowie interdisziplinäre Kommunikation (Grunfeld, Folkes et al. 2008).

Eine weitere aufschlussreiche Untersuchung widmete sich dem Thema der Miteinbeziehung von Patienten (Bradburn and Maher 2005) sowie der partizipativen Forschung innerhalb des Forschungsfeldes Palliative Care (Wright, Corner et al. 2006). In einer Mixed-Methods-Studie ermittelten 112 befragte Hospizpatienten den Faktor „Ärzten helfen, Patienten zuzuhören und zu verstehen, was sie sagen" als eine von drei Kategorien mit dem höchsten Median in Bezug auf zukünftige Forschungsfelder, Median (IQR) = 90,3/100 (72,3, 94,5). Gespräche mit Patienten wurde von 70 % der Patienten als die wichtigste Kategorie eingestuft (χ^2_{FR} = 16.85, df = 3, P = 0.0008) (Perkins, Booth et al. 2008).

Gibt es spezifische ethische Bedenken hinsichtlich der Evaluation von Kommunikation am Lebensende?

Das Forschungsfeld Palliative Care ist ein sensibler Bereich und muss den Grundprinzipien der Patientenautonomie und Fürsorge für vulnerable Patienten Rechnung tragen. Kommunikation am Lebensende ist nicht leicht mit dem Konzept der Real-Time Evaluation und Forschung zu verbinden. Dies trifft insbesondere auf emotional belastende Situationen zu, wie etwa die Übermittlung schwieriger Nachrichten („Breaking Bad News"/BBN) oder die Kommunikation mit Sterbenden, in denen alle Beteiligten hohem Stress ausgesetzt sind. Observationale Forschungstechniken können in diesen Situationen ein Risiko für die medizinische Versorgungsqualität der betreffenden Patienten darstellen (Roter, Frankel et al. 2006). In ethischen Debatten über die Forschung mit Menschen am Lebensende wird in diesem Zusammenhang häufig der Begriff Vulnerabilität von Patienten genannt (Casarett, Knebel et al. 2003; Workman 2007). Es existiert jedoch eine nicht zu unterschätzende Forschungsbasis, die vor einer paternalistischen ‚Überbeschützung' von Patienten warnt, da neue Erkenntnisse die positiven Effekte solcher Forschungstätigkeit nachgewiesen haben (Fine 2003; Kendall, Harris et al. 2007; Gysels, Shipman et al. 2008; Shipman, Hotopf et al. 2008).

Daraus ergibt sich ein potentieller Konflikt. Auf der einen Seite stellt der hohe Qualitätsanspruch an Palliative Care und Kommunikation mit Patienten am Lebensende eine nicht außer Acht zu lassende ethische Verpflichtung dar (Singer, Martin et al. 1999), wodurch sich die Notwendigkeit ergibt, diese Bereiche effektiv zu erforschen und zu evaluieren, auf der anderen Seite könnte die observationale Forschung als unethisch angesehen werden, da sie negative Auswirkungen auf die palliativmedizinische Versorgung der Teilnehmer haben könnte und somit das Setting beeinträchtigt. Roter äußerte sich 2003 zu diesem Thema wie folgt:

> „In solchen Situationen kann die Sorge auftreten, die medizinische und pflegerische Versorgung von Real-Patienten zu manipulieren oder zu beeinflussen, und zwar auf eine Weise, die unbeabsichtigte oder unvorhergesehene Auswirkungen haben könnte, insbesondere in Bezug auf psychologische Belastung und Leid. [...] Aus diesen Gründen kann es in einigen Situationen angebracht scheinen, dem kreativen Einsatz von Simulationspatienten den Vorzug vor Real-Patienten-Kontakten zu geben." (Roter 2003)

Bis vor Kurzem besaßen wir keinen Einblick in das subjektive Erleben und Erfahren von Patienten in Bezug auf ihre Teilnahme an Ausbildungsprogrammen über Kommunikation am Lebensende. Diese Forschungslücke stellte einen normativen Forschungsauftrag dar, da wir nicht in der Lage sind, Curricula für Medizinstudierende zu konzipieren oder didaktische Methoden zu implementieren, die nicht auf ihre Effektivität und ethische Vertretbarkeit hin überprüft wurden. Diese Meinung wird auch von den Patienten geteilt, wie die oben erwähnte Zusammenfassung der Forschung über Patientenbedürfnisse deutlich zeigen konnte. Abschließend stellt dies auch eine komparative Notwendigkeit dar, da Erkenntnisse vorliegen, wonach Palliativpatienten tatsächlich an Palliativforschung beteiligt werden möchten. Diese unterschiedlichen Bedürfnisdimensionen entsprechen der Bedürfnistaxonomie nach Bradshaw (Doyal and Gough 1991; Bradshaw 1994). Sind alle vier Dimensionen erfüllt, stellt dies ein wesentliches Argument für ein tatsächliches Bedürfnis bzw. eine Notwendigkeit dar. Eine weitere detaillierte Besprechung der ethischen Erwägungen im Rahmen dieser Untersuchung erfolgt später.

Dieses Kapitel lieferte Hintergrundinformationen zu den Themen, auf deren Basis die vorliegende Untersuchung konzipiert wurde. Nachdem die Ziele dieser Studie erläutert wurden, bietet der Abschnitt über Datenmaterial und Methoden einen detaillierten Bericht der Stichproben-, Datensammlungs- und Analysemethoden, um anderen Forschern die Möglichkeit zu geben, diese Studie kritisch zu verstehen und zu replizieren. Die detaillierte Darstellung der Erkenntnisse findet sich im darauffolgenden Kapitel, worauf eine tiefgehende Diskussion der Ergebnisse sowie die Besprechung der Limitationen dieser Untersuchung folgen.

Qualitative Forschung beschäftigt sich mit komplexen Themen der Gesundheitsversorgung, wodurch eine systematisch einwandfreie Präsentation der Ergebnisse ein wichtiges Qualitätskriterium darstellt. Daher folgt der vorliegende Bericht den COREQ-Richtlinien zur Publikation qualitativer Studien. (Tong, Sainsbury et al. 2007)

Kurze Zusammenfassung bis hier

- Palliative Care verbessert die Lebensqualität von Patienten mit lebensbedrohenden Krankheiten. Die demografischen Veränderungen haben auf gesamteuropäischer Ebene zu einem wachsenden Bewusstsein für die Notwendigkeit eines adäquaten und patientenorientierten palliativmedizinischen Versorgungsangebots beigetragen. Das Europäische Parlament erkennt die palliativmedizinische Ausbildung als einen wesentlichen Aspekt zur Qualitätsverbesserung in der Gesundheitsversorgung von Patienten am Lebensende an.
- Es herrscht eine Diskrepanz zwischen der Notwendigkeit palliativmedizinischer Ausbildungsprogramme einerseits und der evidenzbasierten Ergebnisse pädagogischer Forschung andererseits in Bezug auf die Konzeption und Wirkung solcher Ausbildungen.
- Kommunikationskompetenz in der Palliativmedizin wird als wesentliches Attribut professionellen Handelns gesehen. „Gute Kommunikation" ist erlernbar. Daher müssen sich Heilberufler in der Palliative Care der Aufgabe stellen, das ‚Wie' des Lehrens zu erfassen und in ihren Lehrplänen zu etablieren.
- Die deutsche Gesetzgebung fordert seit kurzem die verpflichtende Implementierung von Palliative Care Curricula in die Ausbildung von Studierenden der Humanmedizin, wodurch die Universitäten nun angehalten sind, neue Curricula zu entwickeln und zu etablieren.
- Für die Erforschung der Kommunikation am Lebensende stehen verschiedene Forschungsmethoden zur Verfügung. Die Universität Witten/Herdecke hat 2006 ein systematisches, 31 Unterrichtseinheiten umfassendes Palliative Care Curriculum implementiert. Kommunikation am Lebensende ist eines von vier Kernfächern.
- Im Rahmen des Moduls „Kommunikation mit Sterbenden" wird der Einsatz von Palliativpatienten als Lehrende in 1:1-Begegnungen mit Medizinstudie-

renden gefördert. Das zugrundeliegende Konzept basiert auf evidenzbasierter Forschung und Best-Practice-Beispielen. Das begrenzte verfügbare Datenmaterial weist auf positive Wirkungen hin.
- Palliativpatienten möchten an Forschungstätigkeiten teilnehmen und teilhaben und nennen häufig „Kommunikation" als unverzichtbaren Bestandteil der Ausbildung sowie der Evaluation professioneller Kompetenz. Der Bereich Arzt-Patienten-Kommunikation wird als wichtiges Forschungsfeld angesehen. Weitere Forschungstätigkeiten in diesem Bereich sind von höchster Bedeutung.
- Im Bereich der Forschung am Lebensende gibt es einige kritische Aspekte, die berücksichtigt werden müssen; die Vulnerabilität von Patienten wird in diesem Zusammenhang breit diskutiert. Diese Aspekte müssen bei der Konzeption von Forschungsvorhaben verantwortungsvoll berücksichtigt werden.

3. Ziele der Studie

Obgleich es eine breite Datenbasis aus der Literatur gibt, welche die positive Wirkung guter Kommunikation in der Palliative Care belegen, erleben wir immer noch didaktisch unzureichende Curricula und fachlich unzureichende Praxis (SUPPORT 1995; Lloyd-Williams and MacLeod 2004). Ein in der Forschung noch immer unterrepräsentierter Bereich ist die Benutzerperspektive hinsichtlich der Einbindung von Patienten in die palliativmedizinische Ausbildung (UPCE) im Allgemeinen und in den Unterricht über Kommunikation am Lebensende im Besonderen.

Das bisher vorgestellte Thema, nämlich der Ausbildungsbereich Palliative Care für Studierende und seine Evidenzgrundlage, ist ein ausgesprochen breites didaktisches Forschungsfeld. Der Prozess der Ermittlung und Formulierung einer adäquaten Forschungsfrage stellt daher bereits den ersten Schritt eines qualitativen Forschungsprojekts dar. Durch die Berücksichtigung relevanter Limitationen und praktischer Konsequenzen kristallisieren sich schrittweise der Fokus der Untersuchung und das Forschungsziel heraus.

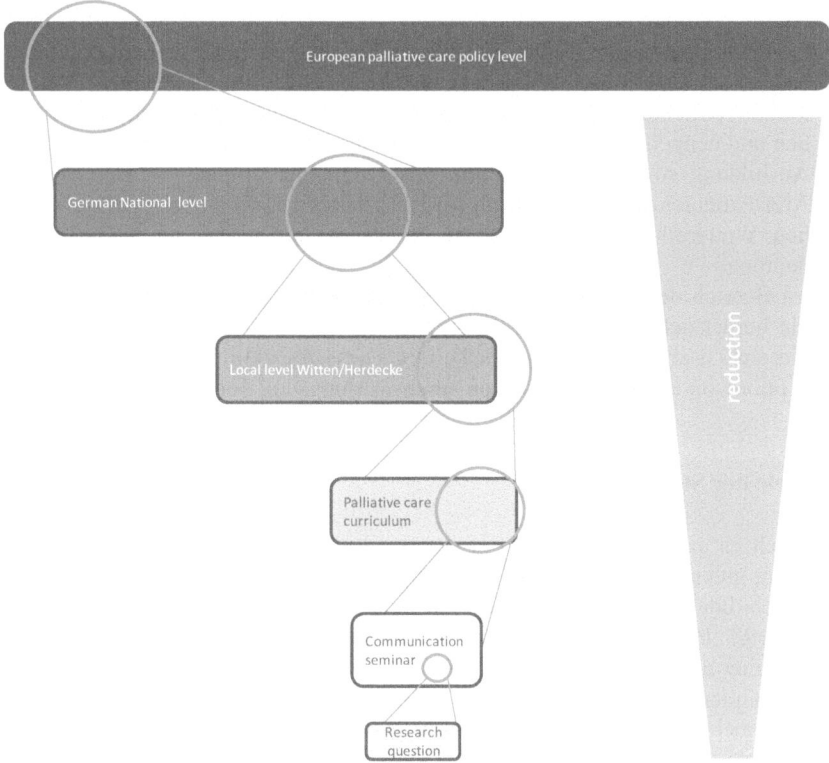

Abbildung 3: Vom ganzen Bild auf die konkrete Forschungsfrage. Der Reduktionsprozess vom gesamteuropäischen politischen Kontext auf die Forschungsfrage der vorliegenden Studie

Zahlreiche Autoren vertreten die Ansicht, dass die korrekte Formulierung einer Forschungsfrage für ein spezifisches Forschungsprojekt eine Reihe von bestimmten Bedingungen erfüllen müsse.

Definition der Forschungsfrage
Klar, verständlich, eindeutig
Gezielt, aber nicht zu eng gefasst
Durch Datenerhebung erforschbar: nicht zu abstrakt oder zu philosophisch angelegt
Relevant und von Nutzen für die Gesellschaft (Politik/Praxis/Entwicklung von Sozialtheorien)
Basierend auf und verbunden mit bereits existierender Forschung oder Theorie, aber mit dem Potenzial, einen originellen Beitrag zu liefern, oder eine Lücke zu füllen
Mit vorhandenen Ressourcen durchführbar
Von (zumindest zu einem gewissen Maß an) Interesse für den Forscher

Tabelle 2: Kriterien für die Definition einer qualitativen Forschungsfrage nach Ritchie & Lewis (Ritchie and Lewis 2003)

Von Anfang an war klar, dass sich meine Untersuchung um das Kommunikationsseminar drehen sollte, da ich sehr daran interessiert war zu erfahren, was während der Patienten-Studierenden-Interaktionen geschah. Dieses allgemeine Ziel würde nicht nur meiner täglichen Arbeit mit Studierenden und Patienten förderlich sein, aufgrund der jüngsten curricularen Veränderungen wäre es auch von Bedeutung für die deutsche Universitätslandschaft. Ich musste jedoch bald erkennen, dass es nicht möglich sein würde, sämtliche mich interessierende Aspekte zu untersuchen.

Nach zwei Diskussionsrunden in unserem Institut und Feedback, entschied ich, den Fokus meiner Untersuchung auf die Patientenperspektive dieser Interaktionen zu legen, und zwar aus den folgenden beiden Gründen:
- Obwohl es wenige Untersuchungen hinsichtlich der Studierendenperspektive in der UPCE gibt, existieren doch einige wenige Studien, die erste Einblicke in diese Thematik bieten (Klein, Tracy et al. 1999; Rhodes-Kropf J 2005).
- Eine systematische Literaturanalyse ergab keine Publikationen, die sich explizit mit der Benutzerperspektive von Palliativpatienten in Bezug auf ihre Erfahrungen als Lehrende für Studierende beschäftigen.

Das Ziel der vorliegenden Arbeit liegt daher darin, Einblicke in die Erlebniswelt von Patienten zu liefern, die im Rahmen der UPCE als Lehrende in Seminaren über Kommunikation am Lebensende mitwirken.

Folglich entschied ich mich dafür, die Erfahrungen von Palliativpatienten zu untersuchen, die im Sommersemester 2009 an der Universität Witten/Herdecke im Rahmen des Palliative Care Curriculums an einem Seminar über Kommunikation mit Sterbenden teilgenommen hatten.

„Wie erleben und erfahren Palliativpatienten, die nach informierter Zustimmung an einem Seminar über Kommunikation mit Sterbenden mitwirken, die Begegnungen mit Medizinstudierenden?"

Aufgrund des explorativen Studiendesigns sowie des qualitativen Ansatzes stellte ich vor der Datenerhebungsphase keine Hypothesen auf. Widmet man sich einem neuen Forschungsfeld, so ist dies eine valide Entscheidung und ein in den Sozialwissenschaften durchaus üblicher Prozess, der darauf abzielt, den Blickwinkel so weit wie möglich zu belassen. Layder zufolge müssen qualitative Forschungsarbeiten „offen bleiben für sich herausbildende Konzepte und Themen". (Layder 1993) Hammersley und Atkinson führen an, dass es nicht sinnvoll sei, mit vorgefassten Theorien und Vorstellungen belastet in den Prozess der Datenerhebung zu gehen. (Hammersley and Atkinson 1995) Andererseits ist es für den Erfolg eines Forschungsprojektes ebenso unerlässlich, die ursprüngliche Forschungsfrage nicht aus den Augen zu verlieren. Wohldurchdachtes Oszillieren zwischen vordefinierten Konzepten und Offenheit für sich herausbildende Inhalte machen qualitative Forschung aus. Siehe hierzu auch die wissenschaftstheoretische Einführung im ersten Kapitel.

4. Datenmaterial und Methoden

Das vorliegende Kapitel informiert über das Konzept und den Inhalt des Seminars, vor dessen Hintergrund die Forschungsfrage formuliert wurde. Der methodologische Ansatz sowie die Begründung für den Einsatz der zusammenfassenden Inhaltsanalyse zur Beantwortung der Forschungsfrage werden dargelegt. Der Fokus liegt dabei auf der genauen Beschreibung des Forschungsprozesses, wobei die iterativen Entwicklungsschritte anhand von Beispielen so transparent wie möglich veranschaulicht werden sollen.

4.1 Seminar „Kommunikation mit Sterbenden"

Das untersuchte Seminar ist Teil eines systematischen, 31 Unterrichtseinheiten umfassenden Palliative Care Curriculums, das für Medizinstudierende im 4. Ausbildungsjahr gedacht ist. Eine detaillierte Beschreibung des Curriculums findet sich anderswo (Schulz, Möller et al. 2012).

„Kommunikation mit Sterbenden" ist ein semesterübergreifendes Seminar, in das eine Vielzahl didaktischer Methoden integriert wurde, wie etwa klassischer Seminarunterricht, Reflexion in Kleingruppen, Rollenspiele sowie Real-Patienten-Begegnungen (Schulz, Katerla et al. 2009). Der Aufbau wurde an ein Ausbildungsseminar der Harvard Medical School angelehnt (Block 2005) und soll Medizinstudierende darin befähigen, sterbenden Patienten mit Offenheit, Bewusstsein für deren besondere Situation und ohne Furcht zu begegnen. Dies wird durch die Vermittlung, Entwicklung und Reflexion von Wissen, Einstellung und Fertigkeiten in Bezug auf Arzt-Patienten-Kommunikation am Lebensende erreicht. Der folgende Abschnitt bietet eine detaillierte Beschreibung der Seminarinhalte.

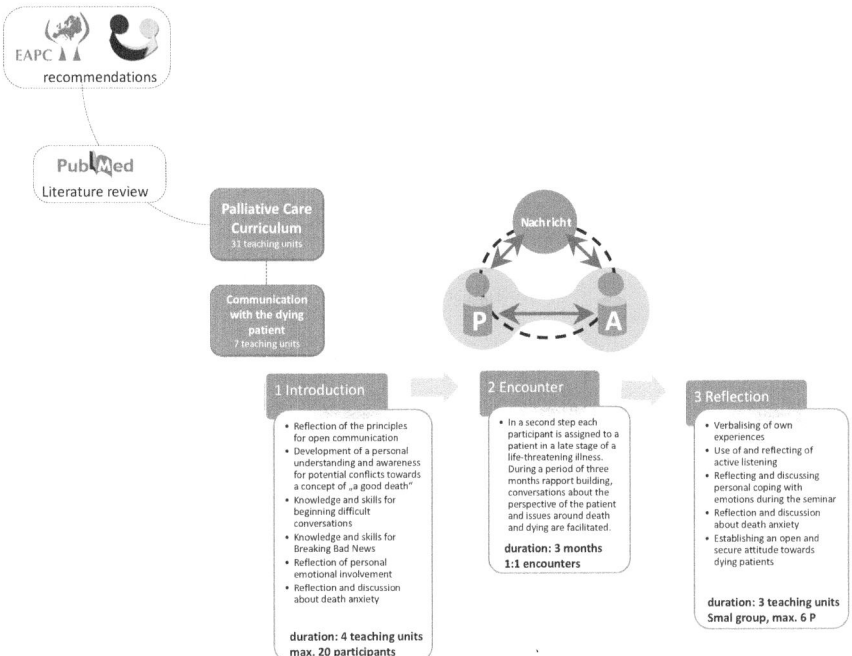

Abbildung 4: Entwicklung des Seminars „Kommunikation mit Sterbenden". Anhand einer systematischen Literaturübersicht sowie Empfehlungen und Leitlinien von nationalen und europäischen Palliativgesellschaften wurde ein Curriculum mit 4 Kernthemen und 31 Unterrichtseinheiten konzipiert. Das Seminar wird in drei aufeinanderfolgenden Blöcken über einen Zeitraum von 4 Monaten hinweg abgehalten

Ebenso wie bei allen anderen Lehrveranstaltungen der Universität Witten/Herdecke erfolgt die Teilnahme an diesem Seminar auf freiwilliger Basis. Vor jedem Durchlauf erhalten alle im 4. Studienjahr eingeschriebenen Studierenden eine Broschüre mit Hintergrundinformationen zum Seminar und der empfohlenen Lektüre zur Vorbereitung (Steinhauser, Christakis et al. 2000; Block

2005; Bucka-Lassen 2005; Rhodes-Kropf J 2005). Das Seminar wird von zwei Tutoren begleitet. Seit der Implementierung des Curriculums sind dies ein Palliativmediziner, sowie eine auf Psychoonkologie spezialisierte Psychologin.

Aufbau und Inhalte von Block 1 „Kommunikation mit Sterbenden" (max. 20 Studierende)

Dauer [Min.]	Unterrichtsform	Thema	Ziel(e)	Medien
5	Einführung	Literatur über Tod und Sterben	Interesse wecken, Einführung	-
10	Gruppendiskussion	Gruppen- und Feedbackregeln	Reflexion, sich öffnen	Flipchart
20	Kleingruppe (4x5)	Was macht einen "guten Tod" aus? - Patienten - Ärzte - Angehörige - Pflegende	Erste Vorstellungen, Reflexion, Diskussion	4 x Flipchart
30	Unterricht gesamte Klasse	Ergebnispräsentation	Diskussion über mögliche Konfliktfelder, offene Einstellung	Flipchart
15	Pause	-	-	-
15	Rollenspiele	Breaking Bad News (BBN)	Entwicklung grundlegender Fertigkeiten	-
10	Unterricht gesamte Klasse	Welche Struktur hat BBN?	Strukturierung, Diskussion	Flipchart
30	Vortrag	Breaking Bad News	Konzepte, verschiedene Modelle	Powerpoint, Hand-Out
30	Rollenspiele in Kleingruppen (2x10)	BBN	Neues Wissen und Techniken anwenden	-
30	Pause	-	-	-
30	Vortrag	Hilfe für schwierige Gespräche	Strukturierung, Reflexion	Powerpoint
15	Kleingruppe	Wovor habe ich Angst?	Reflexion, Diskussion	4 x Flipchart
20	Unterricht gesamte Klasse	Ergebnispräsentation		Flipchart
15	Unterricht gesamte Klasse	Weiterer Verlauf des Seminars - Kontaktpersonen, Fragen		Powerpoint
10	Unterricht gesamte Klasse	Reflexion und Feedback	Nachbereitung	-

Tabelle 3: Aufbau von Block 1 des Seminars „Kommunikation mit Sterbenden"

Block 2 besteht aus der Phase der Real-Patienten-Kontakte, in der jeder Studierende einem Patienten zugeteilt wird. Eine Kontaktperson steht den Studierenden für Fragen oder allfällige Probleme zur Verfügung. Die Termine für die Gespräche werden, nach Rücksprache mit dem Stations-/mobilen Team, auf individueller Basis zwischen den Studierenden und ihren jeweiligen Patienten vereinbart. Für den Fall eines ernsteren Problems stehen beide Tutoren telefonisch zur Verfügung.

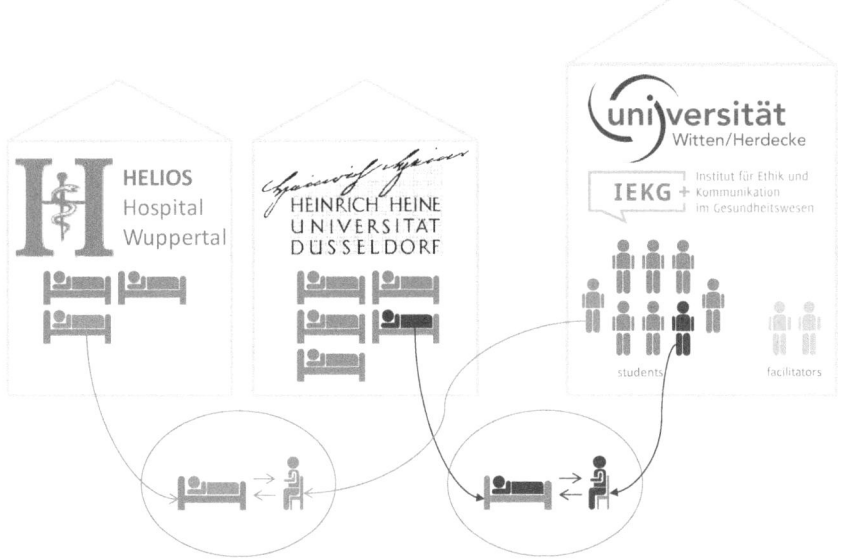

Abbildung 5: Block 2 des Seminars „Kommunikation mit Sterbenden". Jeder Studierende wird einem Patienten aus den zwei Palliativstationen oder dem kooperierenden mobilen Palliativteam zugeteilt.

In Block 3 treffen sich die Studierenden und die Moderatoren in Kleingruppen, um ihre Erfahrungen zu diskutieren und reflektieren, und zwar mit den folgenden Zielen:
- Verbalisierung, Strukturierung und Beurteilung der eigenen Erfahrungen
- Einsatz von erworbenen Fertigkeiten (aktives Zuhören, Reflexion)
- Reflexion und Diskussion persönlicher Emotionen und deren Bewältigung
- Reflexion und Diskussion der Angst vor Tod und Sterben
- Erwerb einer offenen Haltung und Sicherheit in Gesprächen mit Sterbenden

Aufbau und Inhalte von Block 3 „Kommunikation mit Sterbenden" (max. 20 Studierende)				
Dauer [Min.]	Unterrichtsform	Thema	Ziel(e)	Medien
5	Einführung	Literatur über Tod und Sterben	Interesse wecken, Einführung	-
55	Kleingruppe	Berichten über die 1:1-Begegnungen zuhören	Aktives Zuhören	-
60	Kleingruppe	Reflexion, Diskussion	Verbalisierung, Strukturierung emotionaler Inhalte	-

Tabelle 4: Aufbau von Block 3 des Seminars „Kommunikation mit Sterbenden"

4.2 Das Qualitative Forschungsdesign

In seinem Buch *Quantity and Quality in Social Research* definiert Bryman den qualitativen Forschungsansatz wie folgt:

> „Die Art und Weise, wie die erforschten Personengruppen ihre soziale Realität verstehen und interpretieren, ist eines der zentralen Motive der qualitativen Forschung." (Bryman 1988)

Dies stellt den ersten Schritt in das ‚Was' der Definition von qualitativer Forschung dar. Das ‚Wie' hingegen ist an die Art und Weise gebunden, wie Forscher an diese Aufgabe herangehen und ihre Ansichten über die Beschaffenheit der sozialen Welt und was man über sie erfahren kann (Ontologie) mit einfließen lassen, sowie auch die Natur des Wissens und wie man es erwerben kann (Epistemiologie), Zweck und Ziel von Forschung, die Eigenschaften der Forschungsteilnehmer, das Zielpublikum, die Sponsoren wie auch über die Position und das Umfeld des Forschers selbst. (Ritchie and Lewis 2003)

In der zweiten Auflage ihres *Handbook of Qualitative Research* postulieren Denzin und Lincoln eine erweiterte Definition von qualitativer Forschung:

> „Qualitative Forschung ist eine situierte Aktivität, welche den Beobachter in die Welt zieht. Sie besteht aus einer Reihe interpretativer, materieller Praktiken, welche die Welt sichtbar machen. Diese Praktiken ... verwandeln die Welt in eine Abfolge von Repräsentationen, einschließlich Feldnotizen, Interviews, Gesprächen, Fotografien, Aufzeichnungen und Memos an das Selbst. Auf diesem Niveau schließt die qualitative Forschung eine interpretative, naturalistische Sicht der Welt mit ein. Dies bedeutet, dass qualitative Forscher Dinge in ihrem natürlichen Umfeld erforschen und dann den Versuch anstreben, Phänomene, d. h. Begriffsinhalte, die ihnen zuge-

tragen werden, zu erfassen beziehungsweise zu interpretieren." (Denzin and Licoin 2000)

Qualitative Forschung zielt folglich nicht auf statistische Repräsentation oder Quantifizierung ab, sondern vielmehr auf ein Verständnis, auf ein Begreifen dessen, wie Menschen die Welt wahrnehmen und erfahren. Das ‚Wie' ist wesentlich für den qualitativen Ansatz und wurde daher gewählt, um die gegebene Forschungsfrage zu beantworten. In den Worten von Martin W. Schnell gesprochen, kann zusammengefasst werden:

> „Qualitativ ausgerichtete Forschungen dienen dem Versuch, Zugänge zu subjektiven Sichtweisen von Akteuren zu erhalten. Konkrete und bisweilen dichte Beschreibungen sollen besser in der Lage sein, verständlich machen zu können, wie z.B. Menschen mit chronischen Krankheiten leben als dieses durch standardisierte Befragungen möglich wäre. Qualitative Forschungen sind *näher dran*!" (siehe hierzu weiter Kapitel 1)

Qualitative Forschung untersucht komplexe Themen, z. B. in der Gesundheitsversorgung, wodurch eine systematisch einwandfreie Präsentation der Ergebnisse ein unerlässliches Qualitätskriterium darstellt. Daher folgt die Präsentation der beiden folgenden Kapitel den von Tong et al. empfohlenen COREQ-Richtlinien zur Darstellung qualitativer Studien. (Tong, Sainsbury et al. 2007)

4.2.1 Domäne 1: Forschungsteam und Reflexivität

Ein spezifisches Merkmal qualitativer Forschung ist darin begründet, dass sich qualitative Forscher in großem Maße auf den Forschungsprozess und die Teilnehmer einlassen und es ihnen folglich nicht möglich ist, persönlichen Bias vollkommen auszuschließen. In gewisser Weise macht seine individuelle Sicht der Welt wie auch das Sein in der Welt des Forschers (seiner Rolle) einen essenziellen Anteil des Forschungsprozesses aus. Um daher die Glaubwürdigkeit der ermittelten Ergebnisse zu optimieren, ist es daher unerlässlich, Informationen über die Person, welche die Forschung durchführt, zu erkennen und diese Informationen dem Leser zukommen zu lassen. Dies ermöglicht dem Leser und kritischen Forschungskollegen, die präsentierten Ergebnisse vor dem Hintergrund möglicher, durch die Mitwirkung des Forschers und Autors bedingter Einflüsse zu überprüfen.

4.2.2 Persönliche Informationen

1. Interviewer

Alle Tiefeninterviews wurden vom Autor der vorliegenden Untersuchung (CS) durchgeführt. Die Analyse der erhobenen Daten erfolgte durch den Autor (CS) und einem Kollegen (HH) am Institut für Ethik und Kommunikation im Gesundheitswesen der Universität Witten/Herdecke. Reduktion und Kodierung des Datenmaterials wurde allein von CS durchgeführt. HH führte eine unabhängige Reduktionsanalyse durch; allfällige Diskrepanzen wurden durch kommunikative Validation ausgeräumt. Die Offenlegung dieser Schritte ist wichtig, da sie, wie von Ramsenthaler ausgeführt, zu den Gütekriterien einer qualitativen Forschungsarbeit zählen (Siehe hierzu auch Kapitel 2.1d ‚Grundkonzepte' in diesem Buch.)

2. Qualifikation

CS promovierte an einer medizinischen Fakultät und verfasste eine Dissertation (Dr. med.) in Neurobiochemie. Er beendete mit der vorliegenden Arbeit ein zweijähriges berufsbegleitendes MSc-Programm in Palliative Care am King's College, London, UK. Darüber hinaus absolviert er derzeit ein Doktorandenstudium (DProf) an der New School for Psychotherapy and Counselling (NSPC) für Existentielle Psychotherapie.

HH ist ausgebildeter psychiatrischer Gesundheits- und Krankenpfleger und absolvierte ein Studium der Pflegewissenschaft (MScN) an der Universität Witten/Herdecke. Zum gegenwärtigen Zeitpunkt ist er im Abschlussstadium seines PhD-Studiums mit dem Forschungsschwerpunkt Palliativversorgungsbedarf von im Strafvollzug untergebrachten Menschen.

3. Berufstätigkeit – berufliche Funktionen

CS arbeitet als stellvertretender Leiter des Interdisziplinären Zentrums für Palliativmedizin (IZP) an der Universitätsklinik Düsseldorf, Heinrich-Heine-Universität. Er befindet sich in der Facharztausbildung für Psychosomatische Medizin und Psychotherapie. Er ist Lehrbeauftragter für Palliativmedizin an der Heinrich-Heine-Universität und der Universität Witten/Herdecke.

HH ist wissenschaftlicher Mitarbeiter des Instituts für medizinische Ethik und Kommunikation im Gesundheitswesen sowie des Departments für Pflegewissenschaft der Universität Witten/Herdecke.

4. Genderaspekt

Beide Forscher sind männlich.

5. Berufliche Ausbildung und Erfahrung

CS hat Ausbildungsabschnitte in Hämatologie/Onkologie, Intensivmedizin, Psychosomatischer Medizin und Psychotherapie, sowie Palliative Care absolviert. Er verfügt über eine fünfjährige Erfahrung im wissenschaftlichen Arbeiten mit quantitativen Forschungsmethoden. Seine Kenntnisse der qualitativen Forschungsmethodologie gründen sich auf absolvierte Lehrinhalte innerhalb seines Masterstudiums in Palliative Care. Die vorliegende Arbeit ist sein erstes qualitatives Forschungsprojekt.

HH ist Senior Researcher mit einer Forschungserfahrung von über 10 Jahren, hauptsächlich in den Bereichen qualitativer Forschung und Action Research Methodologie. Er war an mehreren Forschungsprojekten als Mitarbeiter bzw. Projektleiter beteiligt (selbstinitiierte Forschungsprojekte wie auch Auftragsforschung). Er ist Lehrender im Fach qualitative Forschungsmethodologie an der Universität Witten/Herdecke und anderen Institutionen.

6. Bestehende Beziehungen

Alle am Forschungsprojekt teilnehmenden Patienten waren auch Teilnehmer des Seminars „Kommunikation mit Sterbenden", was Voraussetzung zur Teilnahme an der vorliegenden Studie war. Alle Patienten wurden aus zwei Gatekeeping-Einrichtungen rekrutiert (Universitätsklinikum Düsseldorf und Helios Klinikum Wuppertal). Patienteninformationen wie Name, Diagnose und Wohnort waren CS vor dem ersten Treffen bekannt, aber es gab keinen persönlichen Kontakt vor dem Datum des ersten Post-Intervention-Interview-Rekrutierungskontakts. Sämtliche organisatorischen und logistischen Aufgaben wurden durch eine Mitarbeiterin erledigt, die auch für die Organisation des betreffenden Seminars verantwortlich war.

HH nahm keinen direkten Kontakt zu den Patienten auf.

7. Information der Teilnehmer in Bezug auf den Interviewer

Alle Teilnehmer wurden während des Rekrutierungsprozesses mittels einer detaillierten Patienteninformationsbroschüre über den Aufbau und Hintergrund der Studie informiert. Im Rahmen einer Informationsveranstaltung erhielten sie sämtliche notwendigen und relevanten Informationen; allfälligen Fragen wurde ausreichend Raum und Zeit geschenkt. CS stellte sich als Arzt und Forscher vor. Die Patienten wurden darüber aufgeklärt, dass er in keiner Beziehung zum betreffenden klinischen Versorgungsteam der Patienten steht und von ihnen auch in keinster Weise beeinflusst wird. Alle Patienten wussten, dass die Forschungsinstitution (dieser Untersuchung) und die Lehreinrichtung (Palliative Care Curriculum) dieselbe Institution waren.

8. Weitere Informationen über den Interviewer

Die strenge qualitative Methodologie schreibt vor, dass eine persönliche Auflistung des Interesses, der Motivation, mögliche Ansichten oder Gründe in Bezug auf das vorgestellte Forschungsprojekt erstellt wird. Martin W. Schnell schreibt hierzu:

> „Innerhalb der qualitativen Forschung zählt die Sichtbarmachung der sozialen Umstände unter denen der Forscher geforscht hat, als ein weiteres Gütekriterium. Eine solche Selbstreflexion auf soziale Umstände ist erstens sinnvoll, weil der qualitativ Forschende weder unabhängig von seinem Objekt ist, wie dieses beim Laborforscher, der ein Reagenzglas schwenkt, der Fall sein mag, noch freischwebend über ihm rangiert. Er ist vielmehr ein Teil seines Untersuchungsobjekts. Der Psychologe gehört einem Milieu an, der Soziologe ist ein Teil der Gesellschaft, der Historiker ist ein Teil der Geschichte. Die Reflexion ist zweitens sinnvoll, um in der Forschung der ‚Illusion unmittelbarer Evidenz oder der unbewußten Universalisierung einer singulären Erfahrung' zu entkommen." (hierzu mehr im Kapitel 1 dieses Buches)

Interviewer Informationen (CS)	
Interessen	- Professionelles und wissenschaftliches Interesse, wie auch die Projekt- und Publikationsgeschichte zeigt - Hat das in dieser Studie untersuchte Curriculum entwickelt
Motivation	- Studienabschluss – MSc-Programm - Erschließung eines neuen Forschungsfeldes ohne existierende Datenevidenz - Studie könnte von Interesse für andere in der palliativmedizinischen Ausbildung Tätigen sein
Ansichten	- Ist überzeugt, dass Real-Patienten-Begegnungen das Potenzial für tiefe und nachhaltige Lernerfahrungen besitzen
Bias	- Hat das in dieser Studie untersuchte Curriculum entwickelt - Hat teilnehmende Medizinstudierende im Rahmen dieses Seminars unterrichtet - Professionelle Ausbildung in Psychotherapie und existenzieller Analyse mit Fokus auf Konstruktivismus, Intersubjektivität und der Bedeutung von Begegnungen im Hier und Jetzt
Nutzen	- MSc Titel - Publikationsmöglichkeit - Erweiterung der wissenschaftlichen Leistung und Kompetenz

Tabelle 5: Detaillierte Aufstellung der Perspektive des Forschenden

HH teilt CS' Interesse an Palliative Care und existenziellen Fragestellungen zu Tod und Sterben. HH zog keinen primären Nutzen aus seiner Mitarbeit am Forschungsprojekt. Seine Motivation lag darin, einem Kollegen unterstützend zur Seite zu stehen.

4.3 Domäne 2: Studiendesign

4.3.1 Theoretischer Rahmen – qualitative Inhaltsanalyse

Steht man vor der Aufgabe sich für eine qualitative Methodologie zu entscheiden, ist es empfehlenswert, die Forschungsfrage einer genaueren Betrachtung zu unterziehen:

„Wie erleben und erfahren Palliativpatienten, die nach informierter Zustimmung an einem Seminar über Kommunikation mit Sterbenden mitwirken, die Begegnungen mit Medizinstudierenden?"

Die Frage besitzt deskriptiven Charakter und fragt nicht nach Gründen (konstruktivistisch). Dieser Ansatz eignet sich für phänomenologische und inhaltsanalytische Methodologien. Für diese Untersuchung musste eine Methode gefunden werden, die sowohl aussagekräftige Resultate wie auch eine konsistente, systematische und reproduzierbare Analyse ermöglichen. In diesem Rahmen definiert sich die qualitative Inhaltsanalyse als ein Ansatz von empirischen, methodologisch kontrollierten Textanalysen innerhalb des kommunikativen Kontextes, von vorgegebenen Inhaltsanalyseregeln und Schritt-für-Schritt-Modellen, und ohne voreilige Quantifizierung (Mayring 2000; Mayring 2008). Ramsenthaler hat die Grundkonzepte der Qualiatitven Inhaltsanalyse bereits im vorangestellten Kapitel dargestellt. Dabei wurden auch die verschiedenen Ablaufmodelle dargestellt. Das Grundkonzept dieses Analyseverfahrens liegt darin, die Vorteile der in den Kommunikationswissenschaften entwickelten quantitativen Inhaltsanalyse zu bewahren, auf qualitativ-interpretative Analyseschritte weiter zu entwickeln und zu übertragen. (siehe hierzu Kapitel 2.5 'Das Ablaufmodell der Qualitativen Inhaltsanalyse') Die durch die Forschungsfragen geleiteten Aspekte der Textinterpretation werden in sorgfältig begründete Kategorien eingeteilt und innerhalb des Analyseprozesses revidiert (Rückkopplungsschleife). In meiner Untersuchung entschied ich mich für die zusammenfassende Analysetechnik. Das zentrale Charakteristikum der zusammenfasenden qualitativen Inhaltsanalyse liegt darin, die Interpretationsaspekte, d. h. die Kategorien, aus dem Material heraus ('bottom up') und so nah wie möglich am Material abzuleiten und zu formulieren. Dafür wurden im Rahmen der qualitativen Inhaltsanalyse Verfahren zur induktiven Kategorienentwicklung entwickelt, welche sich an den in der Textverarbeitungspsychologie formulierten Reduktionsprozessen orientieren. (Ballstaedt, Mandl et al. 1981) Ramsenthaler schreibt hierzu:

> „Das induktive Verfahren entwickelt die Kategorien innerhalb eines ‚bottom-up'-Prozesses aus dem Material heraus. Nach anfänglicher Festlegung des Abstraktionsniveaus und der Kodier-, Kontext- und Auswertungseinheiten wird das Material zusammengefasst und Kategorien werden aus dem Sinngehalt der Textstellen abgeleitet." (mehr hierzu im Kapitel 2.5 in diesem Buch).

Im Rahmen der vorliegenden Untersuchung war geplant, Tiefeninterviews zu transkribieren und auf der Basis der Erfahrungen und der Perspektive der an dem Seminar „Kommunikation mit Sterbenden" mitwirkenden Patienten Kategorien zu entwickeln. Die Inhaltsanalyse nach Mayring war bereits davor in Settings vulnerabler Patienten zur Anwendung gekommen (Gotze, Perner et al. ; Bauer, Qualmann et al. 1998; Jurkat, Vollmert et al. 2003) und wurde als geeignete theoretische Methode erachtet. Die ausführliche wissenschaftstheoretische Einbindung der Methode erfolgte in Kapitel 1 und ihre ausführliche Darstellung in Kapitel 2 dieses Buches.

4.3.2. Auswahl der Studienteilnehmer

Für qualitative Forschungen werden üblicherweise Ermessensstichproben herangezogen (Ritchie and Lewis 2003). Im Gegensatz zur statistischen Forschung ist die qualitative Forschung nicht auf die Inzidenz von Phänomenen in einer größeren Population fokussiert. Ritchie und Lewis stellen daher fest:

„Eine qualitative Stichprobenerhebung folgt daher einer anderen Logik als die quantitative Befragung, einer Logik, in der weder statistische Repräsentation noch Größenverhältnisse von zentraler Bedeutung sind. Die Präzision und Aussagekraft einer qualitativen Stichprobe wird durch ihre Fähigkeit definiert, Aufschluss über charakteristische Merkmale zu liefen, und diese sind es, die im Design von Stichproben prioritär berücksichtigt werden müssen." (Ritchie 1993)

In dieser Studie wurde die Methode der willkürlichen Stichprobenziehung gewählt, um mit Hilfe einer homogenen Population aufschlussreiche Erkenntnisse über das untersuchte Phänomen zu gewinnen. Diese Methode wird für spezifische Untersuchungen sozialer Prozesse (z. B. Begegnungen zwischen Studierenden und Patienten) in einem spezifischen Setting (z. B. Seminar) eingesetzt. Die Teilnehmer wurden daher nach folgenden Kriterien gewählt:

Einschlusskriterien	
Stichprobeneinheit	Patient
Stichprobengrundlage	Patienten, die im SS 2009 am Seminar "Kommunikation mit Sterbenden" der Universität Witten/Herdecke teilgenommen haben
Teilnehmer des Seminars „Kommunikation mit Sterbenden"	
Definitive Diagnose einer lebensbedrohenden Erkrankung	
Palliativphase: Rehabilitations- oder Präterminalphase zum Zeitpunkt des ersten Interviews	
Palliative Performance Scale (PPS)[105]: >40% zum Zeitpunkt des ersten Interviews	
Mini-Mental-Status-Test (MMST)[106]: >20 Punkte	
Patient wurde über Diagnose, Prognose und Perspektive informiert	
Informierte Zustimmung des Patienten liegt vor	
Patient beherrscht die deutsche Sprache fließend	

Tabelle 6: Einschlusskriterien für die vorliegende Untersuchung

Patienten, die aus den oben angeführten Gründen keine Interviews nach ihren Begegnungen mit den Studenten geben konnten, wurden aus der Studie ausgeschlossen. Informationen über Bewusstseinsvermögen, allfällige kognitive Beeinträchtigungen und die Bereitschaft zur Teilnahme wurden direkt durch das medizinische Betreuungsteam erhoben und vor dem eigentlichen Interview durch ein kurzes Patientenassessment validiert. Validität und Reliabilität dieser Informationen wurde mittels zweier standardisierter Assessmentinstrumente überprüft.

Der Palliative Performance Status (PPS) misst den Funktionsstatus in der Palliativversorgung (Anderson, Downing et al. 1996). Bei diesem Instrument handelt es sich um eine Adaption des in der Onkologie weit verbreiteten Karnofsky Performance Status (Schag, Heinrich et al. 1984). Dem PPS wird nach Stand der Literatur eine gute Interrater-Reliabilität bescheinigt.

Der kognitive Status wurde durch den Mini-Mental-Status-Tests (MMST) ermittelt, einem Screeninginstrument zur Feststellung allfälliger kognitiver Defizite, das häufig zur Bewertung der Zustimmungsfähigkeit zu Studienteilnahme eingesetzt wird (Whelan, Oleszek et al. 2009).

Um darüber hinaus die die Forschung am Lebensende betreffende Problematik der Ausfallsraten infolge des Versterbens von Studienteilnehmern (McWhinney, Bass et al. 1994; Jordhoy, Kaasa et al. 1999; Buss, DuBenske et al. 2008) zu minimieren, wurde auf die Klassifizierung der Palliativphasen nach Jonen-Thielemann zurückgegriffen (Jonen-Thielemann 2000), einem expertenbasierten prognostischen System, das Patienten in vier Kategorien einteilt (Rehabilitationsphase, frühe Terminalphase, späte Terminalphase, Finalphase). Ausschließlich Patienten aus den ersten beiden Kategorien, welchen eine professionell eingeschätzte Lebenserwartung von „Monaten eher als Wochen" prognostiziert wurde, kamen für die Studie in Frage.

Um einen möglichen Rollenkonflikt (Untersuchung der Teilnahmefähigkeit/ Durchführung der Interviews) auszuschließen, wurde diese Untersuchung vom für den jeweiligen Patienten zuständigen Arzt durchgeführt.

4.3.3 Setting

Herstellung des Feldkontaktes

Da die vorliegende Studie ein existierendes Curriculum untersucht, konnte ich auch auf bereits vorhandene Gatekeeping-Einrichtungen zurückgreifen. Sämtliche Kooperationspartner verfügten über eine mindestens zweijährige Erfahrung mit dem Ablauf des Seminars.

Der Patient am Lebensende 75

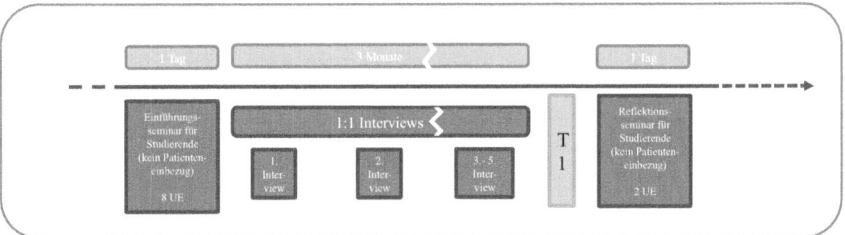

Abbildung 6: Ablaufmodell der Untersuchung im Zusammenhang mit dem Verlauf des Seminars „Kommunikation mit Sterbenden". T1 = Interviewzeitpunkt

Obgleich das Seminar „Kommunikation mit Sterbenden" für die Mitwirkung sowohl stationär als auch ambulant bzw. häuslich betreuter Patienten gedacht ist, nahmen im Sommersemester 2009 ausschließlich Patienten einer der beiden kooperierenden Palliativstationen teil. Dies war hauptsächlich darauf zurückzuführen, dass sich in einer der beiden Kliniken erstaunlich viele Patienten zur Mitwirkung als Lehrende für die in diesem Semester teilnehmenden Studierenden (N=13) gemeldet hatten, sodass keine weiteren Rekrutierungsmaßnahmen nötig waren.

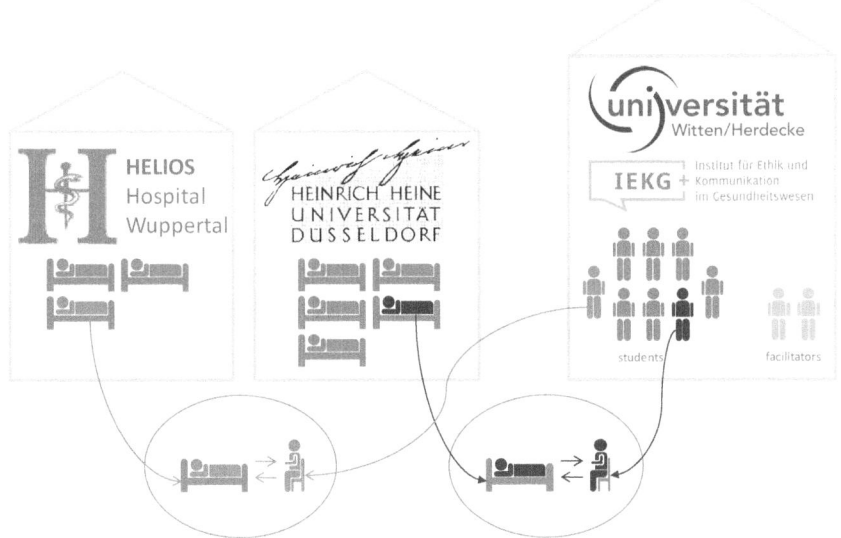

Abbildung 7: Organisation der 1:1-Begegnungen. Jeder Studierende wurde einem bestimmten Patienten aus einer der beiden Gatekeeping-Einrichtungen zugeteilt

Setting der Datenerhebung

Folglich wurden alle Interviews mit den Patienten nach deren Seminarmitwirkung (N=5) im stationären Setting geführt. Alle Interviews wurden in der Zeit 04.-17.08.2009 geführt.

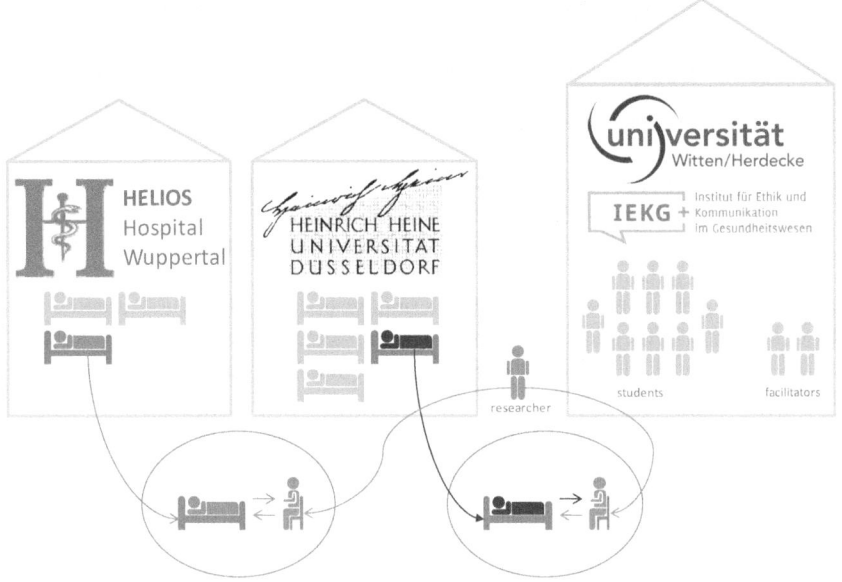

Abbildung 8: Rekrutierung in den Gatekeeping-Einrichtungen

Geschützte Atmosphäre während der Interviews

Alle Interviews zwischen Interviewer und dem jeweiligen Patienten wurden in separaten Räumlichkeiten und in störungsfreier Atmosphäre durchgeführt. Ein entsprechendes Schild an der Tür informierte über das laufende Interview, das nur in äußersten Notfällen unterbrochen werden dürfe.

Kontaktaufnahme

Alle Patienten, die im Sommersemester 2009 an dem Seminar mitgewirkt hatten, wurden direkt angesprochen (N=13).

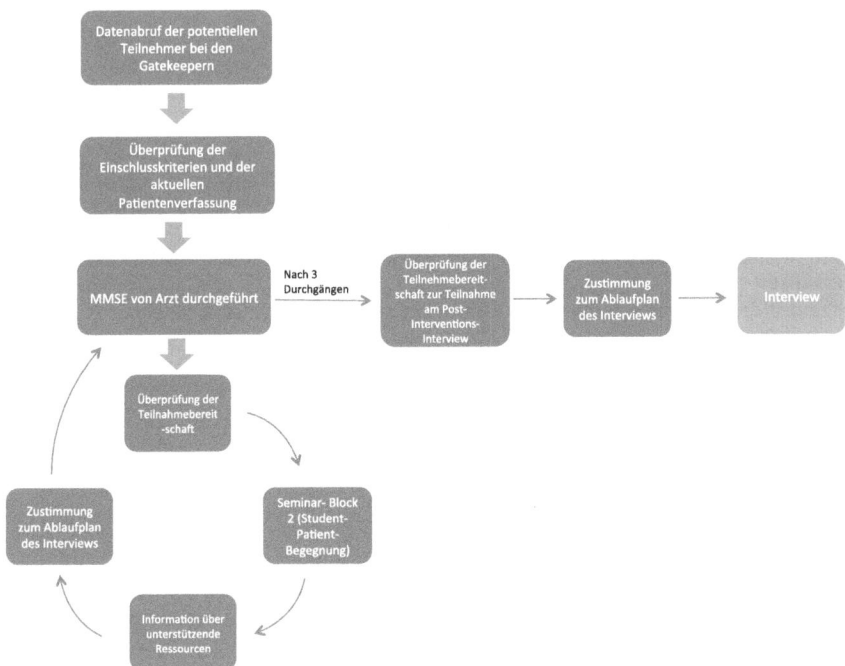

Abbildung 9: Ablaufschema des Rekrutierungsprozesses für das Seminar „Kommunikation mit Sterbenden" und die vorliegende Untersuchung. Gemäß dem Ongoing-Consent-Paradigma wurde die Patientenzustimmung vor jedem Gespräch/Interview erneut eingeholt.

4.3.4 Datenerhebungsmethode

Das Ziel dieser Studie lag darin, das Verständnis über das subjektive Erleben von Patienten zu fördern, die an einem Seminar über Kommunikation am Lebensende teilgenommen haben. Dieses Forschungsziel erfordert einen methodologischen Ansatz, der den Patienten nicht zum Studienobjekt macht, sondern ihm erlaubt, Forschungspartner in der Untersuchung dieses Phänomens zu werden. Dies kann durch die Methodik der qualitativen Sozialforschung erreicht werden.

Die qualitative Sozialforschung formuliert nur selten ex-ante-Hypothesen. Vielmehr werden Datenerhebungsmethoden bevorzugt, die sich durch Offenheit auszeichnen und es ermöglichen, das Forschungsobjekt so tiefgehend wie möglich zu untersuchen. Ein von mir entwickelter Interviewleitfaden sollte die Teilnehmer dazu anregen, ihre Wahrnehmung über ihre Erfahrungen während und nach den Gesprächen mit den Studierenden möglichst detailliert zu beschreiben.

Die Struktur des Interviews war flexibel, und die eingesetzten Prinzipien des narrativen Interviews erleichterten und förderten den freien Informationsfluss. Die nachfolgende Tabelle listet die Hauptziele der Interviews auf:

Interviewziele
Ein besseres Verständnis über die Erfahrungen von Patienten erlangen, die an Real-Patienten-Kontakten mit Studierenden im Rahmen eines Seminars über Kommunikation am Lebensende teilgenommen haben
Die Ansichten der Patienten über die Patienten-Studierenden-Kommunikation erfahren
Verständnis über die Selbstwahrnehmung der Patienten über ihre Lehrendenrolle in der Kommunikationsausbildung erlangen
Themen und Vorschläge der Patienten bzgl. der zukünftigen Kommunikationsausbildung von Studierenden erfahren (was ist ihnen wichtig)
Ihre Sicht des Seminars erfahren

Tabelle 7: Zusammenfassung der Interviewziele

Der Gesprächsleitfaden basiert auf den Ergebnissen der vorher erstellen Literaturübersicht und drei Gruppendiskussionen innerhalb des Institutsteams. Wie auch schon von Ramsenthaler ausgeführt, ist ein funktionierendes Forschungsteam ein wichtiger Pfeiler für erfolgreiche qualitative Forschung. Nach Feedback durch das Team wurde der Interviewleitfaden angepasst. Nach dessen Verfeinerung wurde ein Pilotinterview geplant, um die Anwendbarkeit des Leitfadens weiter zu testen. Diese Form des ersten Probedurchlaufs wird als unerlässlicher Bestandteil des Forschungsprozesses gesehen.

> „Bei der Abgrenzung eines Leitfadens ist es wichtig zu überlegen, ob den Teilnehmern Raum gelassen wird, in umfassender und kohärenter Weise über die zentralen wie auch anderen Themen, die sie für wichtig erachten, zu sprechen." (Ritchie and Lewis 2003)

Daten, die im Rahmen eines qualitativen Forschungsprojektes aus solchen Pilotinterviews gewonnen werden, müssen nicht verworfen werden, wenn der Interviewleitfaden danach nicht grundlegend revidiert wird. In der vorliegenden Studie erwies sich der Interviewleitfaden als flexibel genug, um den Ausführungen der Patienten über ihre Erfahrungen und als wichtig erachtete Themen genug Raum zu schenken. Auch schien er alle relevanten Themen im Umfeld der Forschungsfrage abzudecken, sodass nach dem ersten Interview keine Revidierung vorgenommen werden musste. Daher wurden die Daten aus dem ersten Interview in die Studie inkludiert.

Jeder Teilnehmer wurde lediglich einmal interviewt; kein Interview musste wiederholt werden. Nach einem kurzen Fragebogen zu demografischen Angaben wurden mit allen Patienten separate, persönliche, semi-strukturierte Interviews geführt und audiotechnisch aufgezeichnet. Um ergänzende Informationen zu erhalten, wurde die Erlaubnis der Patienten zur Sichtung ihrer Patientenakte eingeholt. Die durchschnittliche Interviewzeit belief sich auf 83 Minuten (Spanne: 128-51). Während des Interviews wurden Feldnotizen angefertigt, um kontextuelle und non-verbale Informationen fest zu halten. (Fossey, Harvey et al. 2002) Alle Interviews (Gesamtlänge 413 Min.) wurden gemäß den Transkriptionsregeln zur Erfassung von Stimmlage, emotionalen Regungen, Pausen und Nebengeräuschen verbatim transkribiert. Nachfolgend findet sich eine Beschreibung des gesamten Datenmaterials:

Für die Studie verwendetes Datenmaterial						
	1	2	3	4	5	Durchschnitt
Datum	03.08.2009	04.08.2009	04.08.2009	05.08.2009	17.08.2009	
Ort	Klinik	Klinik	Klinik	Klinik	Klinik	
Gesprächsdauer [Min.]	128	88	62	84	51	**83**
Transkriptumfang [Zeichen]	27.866	29.314	15.529	24.152	8.380	**21.048**

Tabelle 8: Zusammenfassung des Datenmaterials

4.4 Domäne 3: Analyse

4.4.1 Datenanalysemethode

Alle fünf audiotechnisch aufgezeichneten Interviews wurden gemäß den Transkriptionsregeln zur Erfassung von Stimmlage, emotionalen Regungen, Pausen und Nebengeräuschen verbatim transkribiert und anhand der von Frau Ramsenthaler im vorherigen Kapitel beschriebenen Kodierungsprozesse der qualitativen Inhaltsanalyse analysiert. Bei der zusammenfassenden qualitativen Inhaltsanalyse, wie sie hier verwendet wird, handelt es sich um einen offenen Kodierungsprozess unter Verwendung induktiv definierter Kategorien. Offenes Kodieren vermeidet durch Vorverständnis verursachten Bias und leitet das Kodierinstrument direkt aus dem Material heraus ab. Der Kodierungsprozess wird eher durch Empfehlungen als durch Regeln geleitet. Mayring zufolge liegt das Ziel der zusammenfassenden Inhaltsanalyse darin, das Material auf ein vordefiniertes Abstraktionsniveau zu reduzieren, sodass der wesentliche Inhalt erhalten bleibt. Der verbleibende Textkorpus sollte eine überschaubare aber dennoch korrekte Repräsentation des Grundmaterials sein (Langer 2000). Diese Methode kam im Bereich der Palliativforschung bereits mehrmals zum Einsatz (Gotze, Perner et al.; Jurkat, Vollmert et al. 2003). Der zentrale Prozess dieser Analysemethode ist die Definition des Abstraktionsniveaus, auf den das paraphrasierte Material generalisiert und reduziert werden sollte. Das folgende Modell veranschaulicht den Analyseprozess:

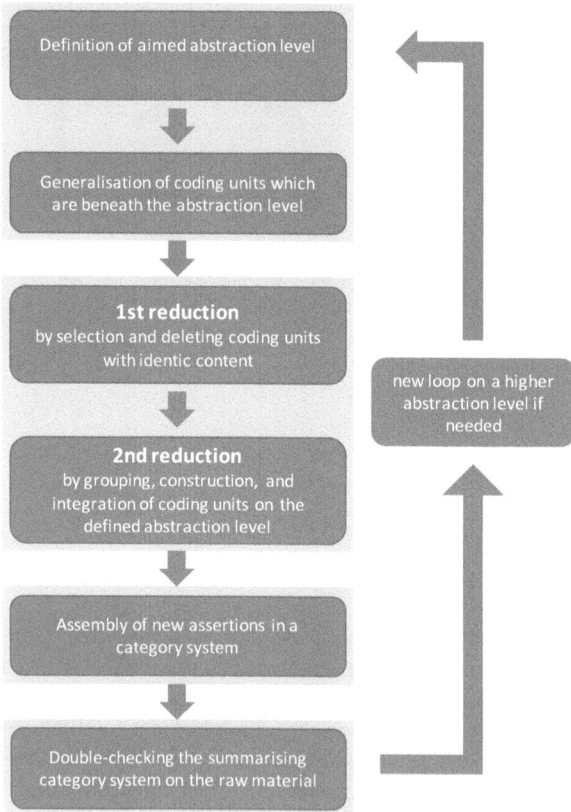

Abbildung 10: Ablaufmodell zusammenfassender Inhaltsanalyse

Software

Die Daten wurden mit Microsoft Office (2007) analysiert. Die Reduktion der Transkripte auf die relevanten Passagen erfolgte mittels Textmarkierung in Microsoft Word. Paraphrasierung und Reduktion wurde in Microsoft Excel durchgeführt. Keine weitere Software wurde verwendet.

4.5 Beschreibung des Kodierungsprozesses

Das Grundmaterial war definiert durch die fünf transkribierten Interviews. Die Bedeutungseinheit war als eine Intervieweinheit bestimmt. Im ersten Schritt wurden alle Interviewtranskripte vollständig gelesen und mit einer Überschrift versehen, die das betreffende Interview in einem Satz beschreibt.

Interview 1	Tiefe Einsicht, sehr intensive Beziehung, teilt private/vertrauliche Erfahrungen mit
Interview 2	Beziehungsaufbau schwierig, scheint sehr diffus
Interview 3	Emotionales Gespräch, sehr intensiv, von seiner Erfahrung mit dem Studierenden tief bewegt
Interview 4	Schlechte Erfahrung mit Studierenden, große Todesangst und Abwehrhaltung
Interview 5	Wenig Information, alter Mann; starke Gefühle, aber nicht offen diskutiert; oberflächliche Wahrheiten

Tabelle 9: Interviewüberschriften nach vollständiger Lektüre

Nach einer zweiten Lektüre der Transkripte und Einarbeitung in das Grundmaterial wurden im dritten Lektüredurchlauf alle Passagen markiert, die sich nicht direkt auf die Forschungsfrage bezogen. Äußerungen des Interviewers wurden ebenfalls markiert.

4.5.1 Paraphrasierung

In einem weiteren Schritt wurden die verbliebenen Textpassagen in individuelle Einheiten kodiert und paraphrasiert. Für diesen Vorgang formulierte Mayring die folgenden Regeln:

Z1: Paraphrasing	
Z1.1	Streiche alle nicht (oder wenig) inhaltstragenden Textbestandteile wie ausschmückende, wiederholende, verdeutlichende Wendungen!
Z1.2	Übersetze inhaltstragende Textbestandteile auf eine einheitliche Sprachebene!
Z1.3	Transformiere sie auf eine grammatische Kurzform!

Tabelle 10: Regeln für die Paraphrasierung

Das folgende detaillierte Beispiel aus Interview 3 veranschaulicht diese Schritte:

```
39   I3: Ich will leben (laut) .. Fragen Sie mich ganz klare Fragen gebe ich Ihnen ganz
40   klare Antworten. Ich möchte bitte keine Wischiwaschi Sache hier ähh wo nachher
41   irgendwas bei rauskommt. Sie haben mich gefragt wie das mit dem Studenten ist
42   der hier war der Student (räuspert sich) der mich von Anfang an hier na nicht
43   begleitete aber sehr .. übermenschliche Züge aufwies .. das hat mich sehr bewegt ..
44   der war dieser junge Mann war wirklich berührt von meinem Schicksal und hat nicht
45   irgendwo irgendetwas sich aus den Fingern gesaugt und dann mir vorgespielt und
46   das ist das was mich so sehr daran erfreut hat das es Menschen gibt, die sich für
     andere einsetzen und sie verstehen und versuchen wo möglich zu helfen auf dem
     psychologischen Wege (weint, Stimme sehr zittrig)
```

Interview	line	No.	Paraprhase 1
3	39	1	Ich möchte leben.
3	39	2	Ich gebe Ihnen ganz klare Antworten.
3	40	3	I will keine Wischiwaschi Sache.
3	42	4	Der Student, der mich von Anfang an hier begleitete, zeigte sehr übermenschliche Züge, das hat mich sehr bewegt.
3	44	5	Der junge Mann war wirklich berührt von meinem Schicksal.
3	44	6	Der junge Mann hat sich nichts aus den Fingern gesogen.
3	45	7	Was mich so sehr daran erfreut hat, ist, dass es Menschen gibt, die sich für andere einsetzen und sie verstehen, und versuchen, wo möglich psychologisch zu helfen.

Tabelle 11: Beispielumsetzung des Paraphrasierungsschritts vom Originaltranskript

In einem zweiten Durchgang kann man eine weitere Spalte mit dem Titel „Paraphrase 2" einfügen und dort mögliche Korrekturen vornehmen. Dies kann notwendig werden, wenn eine Kodierung nach wiederholten Analysedurchläufen geteilt werden soll oder wenn Paraphrasen infolge einer kommunikativen Validierung mit dem zweiten Kodierer (HH) adaptiert werden. Das folgende Beispiel aus Interview 1 veranschaulicht eine solche Situation:

Interview	line	No.	Paraphrase 1	Paraphrase 2
1	137	16	Man kann Erfahrung nicht kaufen, es war einfach eine gewisse Unerfahrenheit, das braucht seine Zeit.	Man kann Erfahrung nicht kaufen, das braucht seine Zeit.

Tabelle 12: Beispiel einer adaptierten Paraphrase

4.5.2 Generalisierung

Im nächsten Schritt werden alle Paraphrasen auf ein einheitliches Abstraktionsniveau generalisiert. Mayring stellt dazu die folgenden Regeln auf:

Z2: Generalisierung auf das Abstraktionsniveau
Z2.1 Generalisiere die Gegenstände der Paraphrasen auf die definierte Abstraktionsebene, sodass die alten Gegenstände in den neu Formulierten impliziert sind!
Z2.2 Generalisiere die Satzaussagen (Prädikate) auf die gleiche Weise!
Z2.3 Belasse die Paraphrasen, die über dem angestrebten Abstraktionsniveau liegen!
Z2.4 Nimm theoretische Vorannahmen bei Zweifelsfällen zu Hilfe!

Tabelle 13: Regeln für die Generalisierung

Das Beispiel von Interview 3 veranschaulicht diesen Prozess (die Spalte Paraphrase 2 wird nicht abgebildet, da dies hier nicht von Belang ist):

Interview	Line	No.	Paraphrase 1	Generalisation 1
3	39	1	Ich möchte leben.	Wunsch zu leben.
3	39	2	Ich gebe Ihnen ganz klare Antworten.	Bereitschaft zu klaren Antworten
3	40	3	I will keine Wischiwaschi Sache.	Wunsch nach Klarheit
3	42	4	Der Student, der mich von Anfang an hier begleitete, zeigte sehr übermenschliche Züge, das hat mich sehr bewegt.	Wirkung: Patient von Begegnung mit Studierendem emotional berührt
3	44	5	Der junge Mann war wirklich berührt von meinem Schicksal.	Bewertung: emotionale Beteiligung
3	44	6	Der junge Mann hat sich nichts aus den Fingern gesogen.	Bewertung: Authentizität
3	45	7	Was mich so sehr daran erfreut hat, ist, dass es Menschen gibt, die sich für andere einsetzen und sie verstehen, und versuchen, wo möglich psychologisch zu helfen.	Bewertung: Dankbarkeit für Hilfsbereitschaft des Studierenden

Tabelle 14: Beispiel der Umsetzung des Generalisierungsschritts

4.5.3 Erste Reduktion

Mit der Generalisierung aller Paraphrasen ist ein weiterer Schritt in Richtung Kategorienbildung vollzogen. Mayring postuliert zu diesem Thema die folgenden Regeln:

Z3: Erste Reduktion	
Z3.1	Streiche bedeutungsgleiche Paraphrasen innerhalb der Auswertungseinheiten!
Z3.2	Streiche Paraphrasen, die auf dem neuen Abstraktionsniveau nicht als wesentlich inhaltstragend erachtet werden!
Z3.3	Übernehme die Paraphrasen, die weiterhin als zentral inhaltstragend erachtet werden (Selektion)!
Z3.4	Nimm theoretische Vorannahmen bei Zweifelsfällen zu Hilfe!

Tabelle 15: Regeln für die erste Reduktion

Wiederum veranschaulicht das folgende Beispiel die Umsetzung dieser Schritte:

Interview	Line	No.	Paraprhase 1	Generalisation 1
3	39	1	Ich möchte leben.	Wunsch zu leben.
3	39	2	Ich gebe Ihnen ganz klare Antworten.	Bereitschaft zu klaren Antworten
3	40	3	I will keine Wischiwaschi Sache.	Wunsch nach Klarheit
3	42	4	Der Student, der mich von Anfang an hier begleitete, zeigte sehr übermenschliche Züge, das hat mich sehr bewegt.	Wirkung: Patient von Begegnung mit Studierendem emotional berührt
3	44	5	Der junge Mann war wirklich berührt von meinem Schicksal.	Bewertung: emotionale Beteiligung
3	44	6	Der junge Mann hat sich nichts aus den Fingern gesogen.	Bewertung: Authentizität
3	45	7	Was mich so sehr daran erfreut hat, ist, dass es Menschen gibt, die sich für andere einsetzen und sie verstehen, und versuchen, wo möglich psychologisch zu helfen.	Bewertung: Dankbarkeit für Hilfsbereitschaft des Studierenden

Tabelle 16: Beispiel der Durchführung der ersten Reduktion

Die Paraphrasen 1-3 wurden gestrichen, da sie nicht als wesentlich inhaltstragend erachtet wurden. In dieser Textpassage spricht der Patient mit dem Interviewer (CS), wobei es nicht um Aussagen geht, die für die Forschungsfrage relevant sind. Die Paraphrasen 4-7 sind für die Beantwortung der Forschungsfrage von Relevanz. Diese Relevanz bleibt auch auf dem neuen Abstraktionsniveau (Generalisierung 1) bestehen. Daher wurden die Paraphrasen 4-7 nicht gestrichen.

4.5.4 Zweite Reduktion

Durch diesen letzten Reduktionsprozess werden die Kategorien mittels Bündelung, Konstruktion und Integration herausgebildet.

Z4: Zweite Reduktion	
Z4.1	Fasse Paraphrasen mit gleichem (ähnlichem) Gegenstand und ähnlicher Aussage zu einer Paraphrase (Bündelung) zusammen!
Z4.2	Fasse Paraphrasen mit mehreren Aussagen zu einem Gegenstand zusammen (Konstruktion/Integration)!
Z4.3	Fasse Paraphrasen mit gleichem (ähnlichem) Gegenstand und verschiedener Aussage zu einer Paraphrase zusammen (Konstruktion/Integration)!
Z4.4	Nimm theoretische Vorannahmen bei Zweifelsfällen zu Hilfe!

Tabelle 16: Regeln für die zweite Reduktion

Dieser Schritt wird wiederum durch das Beispiel aus Interview 3 verdeutlicht:

Interview	Line	No.	Paraphrase 1	Generalisation 1	Reduction
3	39	1	Ich möchte leben.	Wunsch zu leben.	
3	39	2	Ich gebe Ihnen ganz klare Antworten.	Bereitschaft zu klaren Antworten	
3	40	3	I will keine Wischiwaschi Sache.	Wunsch nach Klarheit	
3	42	4	Der Student, der mich von Anfang an hier begleitete, zeigte sehr übermenschliche Züge, das hat mich sehr bewegt.	Wirkung: Patient von Begegnung mit Studierendem emotional berührt	Wirkung des Seminars (4, 16, 35, 67)
3	44	5	Der junge Mann war wirklich berührt von meinem Schicksal.	Bewertung: emotionale Beteiligung	Qualität der Gespräche zw. Patient und Studierendem (5, 6, 7, 15, 22, 23, 33, 35, 38)
3	44	6	Der junge Mann hat sich nichts aus den Fingern gesogen.	Bewertung: Authentizität	
3	45	7	Was mich so sehr daran erfreut hat, ist, dass es Menschen gibt, die sich für andere einsetzen und sie verstehen, und versuchen, wo möglich psychologisch zu helfen.	Bewertung: Dankbarkeit für Hilfsbereitschaft des Studierenden	

Tabelle 18: Beispiel der Durchführung der zweiten Reduktion

Die auf das Generalisationsniveau reduzierten Paraphrasen werden durchgestrichen um sicherzustellen, dass jede Paraphrase während des Reduktionsprozesses reduziert wurde. In diesem Textpassagebeispiel bilden sich zwei Reduktionskategorien heraus:
- Wirkung des Seminars
- Qualität der Gespräche zwischen Patient und Studierendem

Die in Klammern gesetzten Zahlen beziehen sich auf die ursprünglichen Paraphrasen, die zu den Reduktionskategorie- und Formparameterwerten der Kategorie gehören. Wurden alle Interviewtexte reduziert, werden die zu Tage getretenen Kategorien zusammengefügt und mit den Ausgangsdaten verglichen. Dieser Schritt ist unerlässlich, da er sich auf die ursprünglichen Daten bezieht und Feedback über die Nachvollziehbarkeit des Kodierungsprozesses liefert:

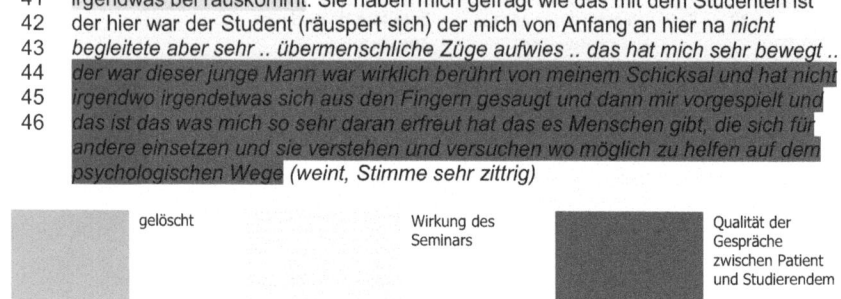

Abbildung 11: Nachvollziehbarkeit des Kodierungsprozesses am Textbeispiel

Die soeben beschriebenen Schritte wurden in allen fünf Interviews umgesetzt. Die daraus abgeleiteten Kategorien und die Diskussion der Ergebnisse werden nach der Besprechung der forschungsethischen Fragen genauer ausgeführt.

4.6 Ethische Überlegungen

4.6.1 Gibt es spezifische ethische Konflikte in der Forschung über Kommunikation am Lebensende?

Der sensible Bereich der palliativmedizinischen Ausbildung und Forschung erwächst aus den Grundsätzen der Patientenautonomie und der Fürsorgepflicht für vulnerable Patienten. Kommunikation am Lebensende ist nicht leicht mit dem Konzept der Real-Time Evaluation und Forschung zu verbinden. Dies trifft insbesondere auf emotional belastende Situationen zu, wie etwa die Übermittlung schwieriger Nachrichten oder die Kommunikation mit Sterbenden, in denen alle Beteiligten hohem Stress ausgesetzt sind. Observationale Forschungstechniken können in diesen Situationen ein Risiko für die medizinische Versorgungsqualität der betreffenden Patienten darstellen (Roter 2003; Roter, Frankel et al. 2006). Der in ethischer Hinsicht entscheidende Gesichtspunkt besteht darin, für alle Probanden und damit auch für die Patienten am Lebensende Achtung, Schutz und Würde zu gewährleisten (Schnell 2008). Dazu zählt, dass Patienten als autonome Personen und als Bürger angesehen werden, so dass ihnen die Möglichkeit, sich selbst am Lebensende öffentlich zu artikulieren, nicht durch einen falsch verstandenen Paternalismus genommen wird.

Vulnerabilität versus Patientennutzen

In ethischen Debatten über die Forschung mit Menschen am Lebensende wird in diesem Zusammenhang häufig der Begriff Vulnerabilität von Patienten genannt (Casarett, Knebel et al. 2003; Workman 2003; Workman 2007). Jedoch wird mittlerweile vor einer paternalistischen Überbeschützung von Patienten gewarnt, da neue Erkenntnisse zunehmend die positiven Effekte solcher Forschungstätigkeit aufzeigen (Fine 2003; Kendall, Harris et al. 2007; Gysels, Shipman et al. 2008; Shipman, Hotopf et al. 2008). In dem von Addington-Hall, Bruera, Higginson und Payne 2007 herausgegebenen Werk „Research Methods in Palliative Care", definiert Levine Vulnerabilität als einen Zustand, in dem Menschen zu einem gewissen Maß oder völlig außer Stande sind, ihre eigenen Interessen zu schützen. (Addington-Hall 2007) Folglicherweise ist, gemessen am Maximum des menschlichen Könnens, jeder Mensch in einem allgemeinen Sinne als vulnerabel zu bezeichnen. Davon unterschieden ist die spezielle Vulnerabilität von Patienten. In der Ethik am Lebensende kommt es darauf an, die Achtung vor der Autonomie des Patienten und den fürsorglichen Umgang mit dem Patienten in seiner Vulnerabilität im Zeichen einer Diversität koexistieren zu lassen (Schnell 2012).

Für die vorliegende Studie werden Patienten in den folgenden Bereichen als vulnerabel definiert:

Bereiche der Vulnerabilität in Bezug auf die vorliegende Studie
Physische Abhängigkeit von medizinisch/pflegerischer Versorgung (Empfänglichkeit für [unbeabsichtigt] ausgeübten Druck)
Reduzierte Fähigkeit zur informierten Zustimmung durch mögliche kognitive Beeinträchtigung
Gefühl der moralischen Verpflichtung gegenüber dem Forscher

Tabelle 19: Bereiche von Vulnerabilität

Obgleich der Berücksichtigung dieser Faktoren eine hohe Relevanz zukommt, bedeutet dies nicht automatisch, dass diese Patientengruppe von der medizinischen Forschung auszuschließen sei.

Die ersten beiden Bereiche wurden berücksichtigt, indem man die Einschlusskriterien so definierte, dass eine Patientengruppe mit einer geringen Prävalenz für ein tatsächliches Abhängigkeitsverhältnis gewählt wurde.

Patienten, die aus den weiter oben angeführten Gründen nicht in der Lage waren, nach ihren Begegnungen mit den Studenten an Interviews teilzunehmen, wurden aus der Studie ausgeschlossen. Informationen über Bewusstseinsvermögen, allfällige kognitive Beeinträchtigungen und die Bereitschaft zur Teilnahme wurden direkt durch das medizinische Betreuungsteam erhoben und vor dem eigentlichen Interview durch ein kurzes Patientenassessment validiert. Diese

Informationen wurden dokumentiert. Validität und Reliabilität dieser Informationen wurde mittels des Mini-Mental-Status-Tests (MMST) überprüft, einem standardisierten Assessmentinstrument zur Feststellung möglicher kognitiver Defizite. Um einen möglichen Rollenkonflikt (Untersuchung der Teilnahmefähigkeit/ Durchführung der Interviews) auszuschließen, wurde diese Untersuchung vom für den jeweiligen Patienten zuständigen Arzt durchgeführt.

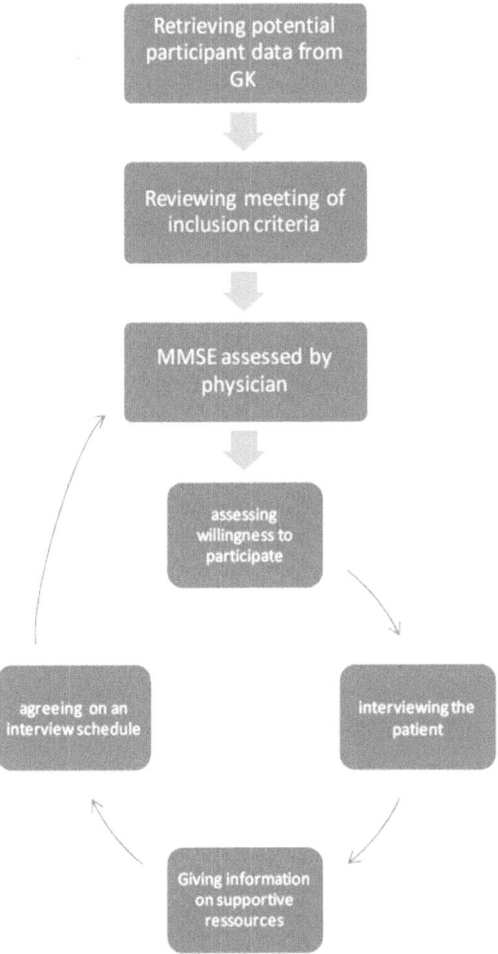

Abbildung 12: Ablauf der Vulnerabilitätsüberprüfung der vorliegenden Studie. GK=Gatekeeper

Darüber hinaus wurde bei der Vorstellung des Forschers und während des gesamten Projektverlaufes betont, dass der Forscher in keiner Verbindung zum ärztlichen/pflegerischen Team steht. Soziale Kontakte zwischen Forscher und ärztlichem/pflegerischem Team wurden für die Teilnehmer transparent auf das notwendige Minimum beschränkt, um den sogenannten „Social Desirability Bias" (Verzerrung durch Neigung zu erwünschten Antworten) zu reduzieren.

4.6.2 Wurde für die Studie die richtige Datenerhebungsmethode gewählt?

Bei der Durchsicht von Forschungsvorhaben spielt die Überprüfung der Art und Weise der Datenerhebung eine große Rolle, dies trifft insbesondere auf den Bereich der qualitativen Forschung zu, wo Tiefeninterviews und Fokusgruppensitzungen die verbreitetsten Methoden zur Datenerhebung im Forschungsbereich Gesundheitswesen darstellen. Die gewählte Methode muss nachvollziehbar geeignet sein sowie den sich aus dem Setting und der Erfahrungen während der Datenerhebung ergebenden Konsequenzen Rechnung tragen. Die folgende Tabelle fasst die Umsetzung dieser Aspekte im Rahmen der für diese Studie gewählten Methode, des semistrukturierten Tiefeninterviews, zusammen:

Semistrukturiertes Tiefeninterview	
Eignung	Die Studie zielt auf Erfahrungen, Wahrnehmungen und Verhalten ab, welche das qualitative Interview als die geeignetste Methode der Datenerhebung qualifizieren.
Setting	Naturalistischer Ansatz, die Interviews finden am Behandlungsort oder im häuslichen Umfeld statt (falls möglich) und unter Einwilligung des Patienten
	Die Dauer jedes Interviews hängt vom Gesundheitszustand des Patienten und seiner individuellen Lebensqualität und Symptombelastung ab. Die Interviews dauerten zwischen 10 bis maximal 90 Minuten.
Angemessenheit/ Zumutbarkeit für Patienten	Keine zusätzliche körperliche Belastung für den Patienten
	Patient kann in seinem gewohnten, sicheren Umfeld bleiben
	Der Interviewer ist Gast, der Patient Gastgeber
	Die Interviewdauer richtet sich nach der Symptombelastung, der psychosozialen Situation und Vulnerabilität des Patienten
Erfahrungen während der Datenerhebung	Sensibilität für vertrauliche Angelegenheiten
	Bereitschaft, sich auf emotional herausfordernde Situationen professionell einzulassen
	Den Abschluss des Gesprächs nicht außer Acht lassen
	Bereitschaft unterstützende Ressourcen oder Beratung zu empfehlen

Tabelle 20: Überlegungen zur qualitativen Forschungsmethode

4.6.3 Wurde für die Studie die richtige Datenanalysemethode gewählt?

„Wie erleben und erfahren Palliativpatienten, die nach informierter Zustimmung an einem Seminar über Kommunikation mit Sterbenden mitwirken, die Begegnungen mit Medizinstudierenden?"

Die beste Methode zur individuellen Beantwortung dieser Frage liegt, wie weiter oben bereits detailliert erörtert, in dem Einsatz von qualitativen Interviews. Für den Prozess der Datenanalyse bieten sich unterschiedliche, auf verschiedenen Ansätzen begründete Methoden an.

Für diese Studie wurde die zusammenfassende Inhaltsanalyse verwendet (Mayring 2008). Auf der Basis systematischer Datenreduktion wird das Datenmaterial nach Schlüsselthemen, Konzepten und Kategorien organisiert und klassifiziert. Dieser Reduktionsprozess kann durch die intensive Auseinandersetzung mit dem Grundmaterial noch verfeinert werden. Die Analyse ist in diesem Fall induktiv (d. h. basierend auf den Äußerungen der Teilnehmer; siehe hierzu auch die detaillierte Darstellung von Ramsenthaler). Diese Methode weist einen höheren Grad an Struktur und einen expliziteren Ablauf auf als andere qualitative Analysemethoden. Im Vergleich zu hermeneutischen Analysemethoden basiert die zusammenfassende Inhaltsanalyse in höherem Maße auf deskriptive und interpretative Kategorien der Analyse. Die qualitative Inhaltsanalyse ist so konzipiert, dass sie von projektfremden Personen, z. B. Geldgebern, politischen Entscheidungsträgern oder Teilnehmern, gut verstanden und bewertet werden kann. Während des gesamten Analyseprozesses kommen Strategien zur Maximierung der Glaubhaftigkeit, Kritikalität, und Authentizität zur Anwendung, um dem Konzept der Zuverlässigkeit und Aussagekraft qualitativer Daten gerecht zu werden (Ritchie and Lewis 2003).

4.6.4 Zustimmung und Datenschutz

Damit Teilnehmer in der Lage sind, ihre informierte Zustimmung, z. B. zur Teilnahme an einem Forschungsprojekt, zu geben, benötigen sie umfassende, relevante und adäquate Informationen. Neben schriftlichen Unterlagen sowie ausreichend Zeit, diese zu lesen und zu verstehen (mindestens 24h nach Erhalt der Informationsbroschüre), ist es ebenso wichtig, den Faktor der dynamischen Änderung der Einstellung gegenüber einem Forschungsprojekt zu berücksichtigen, der bei Palliativpatienten auftreten kann. Dies betrifft besonders Patienten, bei denen eine rasche Veränderung des Gesundheitszustandes beobachtet wird. Daher folgt diese Studie dem Prinzip der laufenden Zustimmung („Ongoing Consent"), statt die informierte Zustimmung als einmaliges abzuhakendes Ereignis zu sehen. Addington-Hall et al. schreiben dazu Folgendes (Addington-Hall 2007):

„Zustimmung als laufender Prozess [...] wird empfohlen, um sicherzustellen, dass der Aspekt der informierten Zustimmung während des gesamten Forschungsprozesses respektiert wird. Dies kann erfolgen, indem das Verständnis der Teilnehmer in Bezug auf die Forschung sowie in Bezug auf ihr Recht, ihre Einwilligung zur Teilnahme jederzeit zurück zu ziehen, in periodischen Abständen überprüft wird. Diese Methode stellt eine transparentere ethische Balance im Rahmen des Forschungsprozesses her." (Merrell and Williams 1994)

4.6.5 Datensicherung

Alle Daten (audiotechnisch aufgezeichnete Interviews) wurden digital gesichert; schriftliche Feldnotizen, Interviewleitfäden sowie das Protokoll wurden abgelegt. Das Datenmaterial wird sicher und für Außenstehende unzugänglich (versperrter Schrank bzw. passwortgesichert und verschlüsselt) im Universitätsbüro des Autors aufbewahrt. Eine Sicherheitskopie der digitalen Daten befindet sich auf einem separaten externen, ebenfalls passwortgesicherten und verschlüsselten Speichermedium. Ein versiegelter Umschlag mit den entsprechenden Passwörtern und Zugangscodes wird in einem Safe am Institut für Ethik und Kommunikation im Gesundheitswesen der Universität Witten/Herdecke aufbewahrt.

4.6.6 Veröffentlichung der Daten und Zustimmung zur Veröffentlichung

Wie von Evans 1997 ausführlich dargelegt, gibt es zahlreiche Probleme, die durch unpublizierte und somit nutzlose Forschungsarbeiten entstehen (Evans 1997). Die vorliegende Studie wurde, abgesehen von dem Ziel der Veröffentlichung im Zusammenhang mit der Akkreditierung als Masterthesis zur Erlangung des akademischen Grades des Master of Science in Palliative Care am King's College, London, mit dem klar definierten Ziel der Publikation verfasst. Den Erfolg dieses Vorhabens erkennen Sie darin, dass Sie diese Zeilen lesen. Über die Absicht zur Publikation wurden die Patienten durch die übermittelte Informationsbroschüre aufgeklärt, und ihre Zustimmung für die anonymisierte Veröffentlichung des Datenmaterials wurde eingeholt.

4.6.7 Vulnerabilität des Forschers

Der Interviewer und Forscher stand unter ständiger Aufsicht und Supervision seines Tutors am King's College in London, wie auch unter der Aufsicht seines professionellen psychotherapeutischen Supervisors im Rahmen seiner Ausbildung in Psychosomatischer Medizin und Psychotherapie. Der Forscher hat eine Sonderausbildung in Palliative-Care-Training absolviert und ist sich der aus den Interviews mit Sterbenden resultierende emotionale Belastung und Ängste im Hinblick auf Sterblichkeit und Tod aktiv bewusst.

4.6.8 Genehmigung der Ethikkommission

Der Forschungsantrag wurde der Ethikkommission der Universität Witten/Herdecke vorgelegt und dort am 14.07.2009 uneingeschränkt und ohne Auflagen genehmigt.

5. Ergebnisse

Dieses Kapitel präsentiert und erläutert die wichtigsten Ergebnisse der vorliegenden Studie. Nach einer detaillierten Beschreibung der endgültigen Stichprobe werden die während der Datenanalyse herausgearbeiteten Themen beschrieben. Den einzelnen Kategorien klar zugewiesene Zitate der Teilnehmer sollen die Ergebnisse veranschaulichen.

5.1 Stichprobe

Es ist eine Tatsache und auch ein zentraler Aspekt unserer Disziplin, dass Palliativpatienten aufgrund ihrer lebensbedrohenden Erkrankung eine begrenzte Lebenserwartung haben. In der palliativmedizinischen Forschung hat dies ernste Auswirkungen auf die Bereiche Teilnehmerrekrutierung, Ausfallsraten, und Nachbereitung (McWhinney, Bass et al. 1994; Jordhoy, Kaasa et al. 1999; Dawkins, Britton et al. 2000; Hudson, Aranda et al. 2005). Für die Optimierung des Rekrutierungsprozesses wurden geeignete Strategien und Werkzeuge empfohlen, darüber hinaus sollten Berichte über negative Ergebnisse und aus Fehlern gewonnene Erkenntnisse gefördert werden (Campbell, Snowdon et al. 2007; Buss, DuBenske et al. 2008). Ernsthafte Bemühungen um Studienteilnehmer und die Angabe von Gründen bei Nicht-Teilnahme sind notwendig, um die Wahrscheinlichkeit unzureichend begründeter Aussagen zu reduzieren (Altheide 1996).

Aus diesen Gründen wurde für die vorliegende Studie die Entscheidung getroffen, die Erhebungsgrundlage auf die Patienten zu beschränken, die die zwischen April und Juli 2009 am Seminar „Kommunikation mit Sterbenden" mitgewirkt hatten.

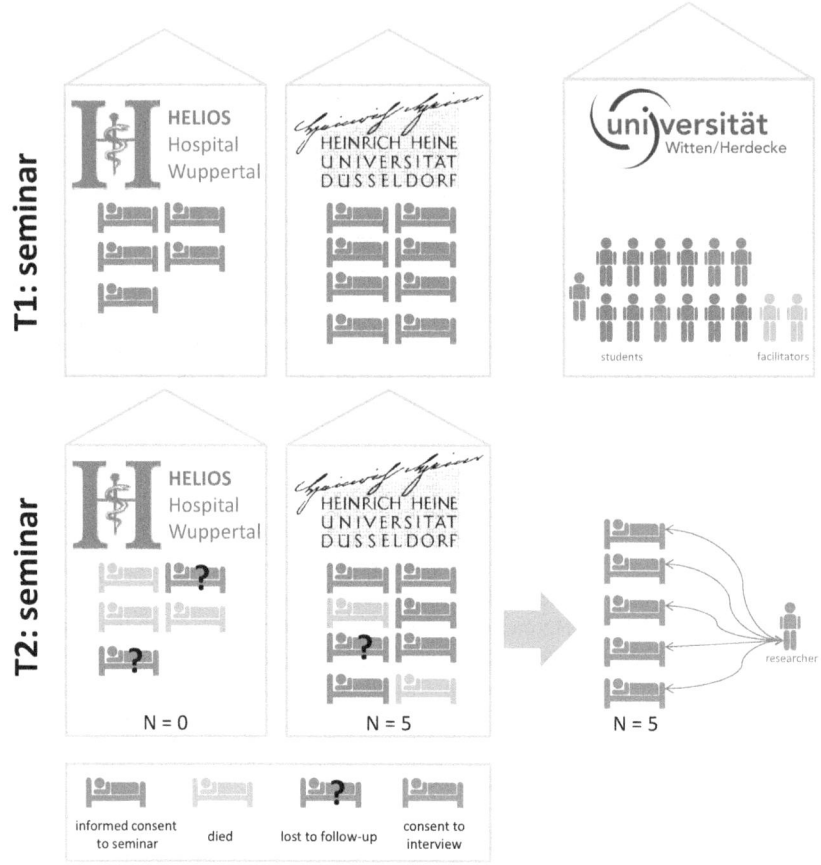

Abbildung 13: Erhebungsgrundlage und Teilnehmerzahlen. Tod von Patienten vor dem Interviewzeitpunkt (N=5) und gescheiterte Kontaktaufnahme (N=3) reduzierten die endgültige Stichprobe auf 5 Patienten

5.1.1 Nicht-Teilnahme und Ausfallsgründe

Wie in der vorhergehenden Abbildung veranschaulicht, konnten 8 von 13 Patienten nicht in die endgültige Stichprobe inkludiert werden. Fünf Patienten verstarben vor Abschluss des Genehmigungsverfahrens der Ethikkommission. Bei drei Patienten war keine Kontaktaufnahme möglich; diese waren nach Hause und in die mobile Betreuung entlassen worden, und konnten unter den von ihnen angegebenen Telefonnummern nicht erreicht werden. Dem Autor ist bewusst, dass er noch das mobile Betreuungsteam ausfindig machen oder die Wohnadresse der

Patienten aus den Akten ausheben hätte können, was aber mangels informierter Zustimmung zu einer solchen Suche nicht zulässig war.

Alle fünf verbliebenen Patienten gaben ihre informierte Zustimmung zur Teilnahme an dieser Studie.

5.1.2 Beschreibung der Stichprobe

Patientencharakteristika – allgemeine Informationen					
	1	2	3	4	5
Geschlecht	Weiblich	Männlich	Männlich	Weiblich	Männlich
Alter	52	72	67	55	75
Familienstand	Verwitwet, 1 Kind	Verheiratet, Keine Kinder	Verheiratet, 2 Kinder	Verheiratet, 1 Kind	Verheiratet, 2 Kinder
ICD Hauptdiagnose	C25.0	C67.2	C20	C34.0	C18.6
Klassifizierung	Pancreaskarzinom	Urothelkarzinom	Rektalkarzinom	Bronchialkarzinom	Kolonkarzinom
TNM Stadium	Stadium IV: pT3, pN1, M1	Stadium IV: pT4a, pN1, cM1, L1, V0, G3, R1	Stadium IV: pT4, pN0, M1, G2, R1	Stadium IV: cT4, cN2, cMX	Stadium IV: pT4, pN1, M1, G2, R1
Palliativphase	Präterminal	Rehabilitation	Präterminal	Rehabilitation	Rehabilitation
PPS [%]	50	70	70	90	60
MMST [max=30]	30	26	25	30	24

Abbildung 14: Teilnehmerübersicht

Aufgrund der geringen Stichprobenzahl werden alle Studienteilnehmer im Folgenden kurz vorgestellt:

	Patientencharakteristika – Kurzbiografie
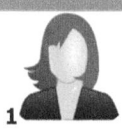 1	Teilnehmerin 1 (I1) hatte einen 6-monatigen Krankenhausaufenthalt hinter sich, bevor sie auf die Palliativstation verlegt wurde. Die Entdeckung ihres Pankreaskarzinoms war eine Zufallsdiagnose. Sie hat zwei Durchgänge palliativer Chemotherapie hinter sich sowie mehr als 20 chirurgische Eingriffe als Folge von post-chirurgischen Komplikationen. Sie ist verwitwet und hat eine geistig behinderte Tochter, die in einer Behinderteneinrichtung wohnt. Aufgrund psychosozialer Konflikte in ihrem weiteren Familienkreis ist sie nun mit der Situation konfrontiert, möglicherweise das gesetzliche Sorgerecht für ihre Tochter zu verlieren, was sie sehr belastet. Über die Art ihrer Krankheit sowie ihrer Prognose ist sie informiert. Zum Zeitpunkt des Interviews war die Symptomkontrolle gut, mit Ausnahme von Fatigue mittlerer Ausprägung. Darüber hinaus wird sie vom psychosomatischen Betreuungsdienst psychologisch betreut. I1 nahm zum ersten Mal an einem Studierendenseminar teil. Sie führte drei aufeinanderfolgende Gespräche mit einem Medizinstudenten.
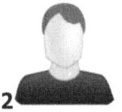 2	Teilnehmer 2 (I2) war 2006 mit einem muskelinvasiven Urothelkarzinom der Blase diagnostiziert worden. Nach einem Chemotherapiedurchgang und einer vollständigen Zystoprostatektomie (R1) erhielt er einen Ileum Conduit als Harnblasenersatz. Er soll einen zweiten Chemotherapiedurchgang durchlaufen, jedoch lassen seine Symptombelastung und sein Gesundheitszustand zum gegenwärtigen Zeitpunkt keine weiteren Behandlungen zu. Er leidet hauptsächlich an gastrointestinalen Beschwerden. Er ist seit einem Jahr mit seiner Frau verheiratet, die er zehn Jahre zuvor kennengelernt hatte. Er hat keine Kinder. Beruflich hatte er mehrere Führungspositionen bekleidet und die letzten 8 Jahre sein eigenes Unternehmen (Möbelgeschäft) geleitet. Seine Frau und er hatten sich erst kürzlich entschieden, aus ihrem großen Haus in eine kleinere Wohnung umzuziehen. Sechs Monate nach dem Interview musste I2 sein Unternehmen aufgrund seines schlechten Gesundheitszustandes schließen. Dies war seine erste Teilnahme an einem Seminar für Medizinstudenten. I2 führte drei aufeinanderfolgende Gespräche mit einem Medizinstudenten.

Tabelle 21: Kurzvignette der Teilnehmer 1 und 2

	Patientencharakteristika – Kurzbiografie
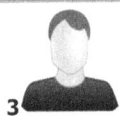 3	Teilnehmer 3 (I3) erhielt die Diagnose Rektalkarzinom vor zwei Jahren, nachdem er seinen Hausarzt wegen Blutungen aufgesucht hatte. Er hat eine R1-Sektion des Tumors und drei Chemotherapiedurchgänge hinter sich. Infolge einer solitären Lebermetastase musste er eine Hemi-Hepatektomie durchführen lassen. Er ist verheiratet und hat zwei Töchter. Seine Familienressourcen sind gut, und er wird von seiner Familie sehr unterstützt. Beruflich war er 20 Jahre lang international gereist. Dies war seine erste Teilnahme an einem Studierendenseminar. Er führte fünf aufeinanderfolgende Gespräche mit einem Medizinstudenten.
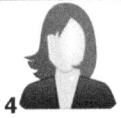 4	Teilnehmerin 4 (I4) wurde 2 Monate vor der ersten Kontaktaufnahme mit einer Zufallsdiagnose eines solitären T4 nicht-kleinzelligen Lungenkarzinoms des linken Lungenflügels mit tiefer mediastinaler Infiltration konfrontiert. Der Tumor ist inoperabel, und gegenwärtig wird sie palliativ radioonkologisch therapiert. Sie lebt mit ihrem Mann und ihrer Tochter, die 2004 mit schizophrener Psychose diagnostiziert wurde, 200 km vom Krankenhaus entfernt. Sie war die Älteste von vier Kindern, ihre Mutter war Alleinerzieherin, da der Vater starb als die Teilnehmerin 3 Jahre alt war. Daher hatte sie bereits seit früher Kindheit Verantwortung für ihre jüngeren Geschwister übernommen, an dieser Situation hat sich bis heute nichts geändert. I4 leidet nicht unter offensichtlichen Symptomen, abgesehen von einem trockenen Husten, der sie nicht sehr belastet. Die Krankenhausaufenthalte werden von ihr als Auszeiten und Erholung wahrgenommen. Dies war ihre erste Teilnahme an einem Studierendenseminar. Sie führte ein direktes Gespräch und zwei darauf folgende Telefongespräche mit einer Medizinstudentin.
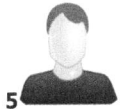 5	Bei Teilnehmer 5 (I5) war drei Jahre vor der ersten Kontaktaufnahme die Diagnose Kolonkarzinom gestellt worden. Chirurgische Eingriffe und palliative Chemotherapie hat er gut überstanden. Er war aufgrund starken Durchfalls ins Krankenhaus eingeliefert worden, der sich dann als durch Rotaviren verursacht herausstellte. I5 hatte sein gesamtes Leben als Tischler gearbeitet, daher belastet ihn die Tatsache sehr, dass er aufgrund seines Gesundheitszustandes zu keinen manuellen Arbeiten mehr in der Lage ist. Er und seine Frau sind seit mehr als 52 Jahren verheiratet, sie haben eine Tochter und einen Sohn sowie zahlreiche Enkelkinder. I5 hatte bereits in einem anderen Krankenhaus an einem Kommunikationsseminar über Anamneseerstellung mitgewirkt. Er führte drei aufeinanderfolgende Gespräche mit einem Medizinstudenten.

Tabelle 22: Kurzvignette der Teilneher 3-5

5.2 Formale Kommunikationsstile im Rahmen der Gespräche

Aus den Wahrnehmungen der Patienten ergaben sich drei verschiedene Typen von Kommunikationsstilen.

5.2.1 Monolog

Drei Patienten (I1, I4, I5) beschrieben ihre Gespräche als Monologe, in denen sie hauptsächlich allein sprachen. Alle drei empfanden das passive Zuhören der Studierenden als schwierig und problematisch.

> I5: „Ja da muss ich ja sagen, da war ich eigentlich ein bisschen von enttäuscht weil er selbst er hat das Gespräch nicht geführt er hat sich alles erzählen lassen und ich habe dann erklärt, was los ist und wie es war und das war es dann schon der hat nicht viel gesagt verschlossen."

Eine Patientin bezeichnete die Passivität als *Unfähigkeit einem Ansätze zu entlocken*, was sie als professionelle Kompetenz empfand:

> I4: „ (holt tief Luft) .. Ja man merkt einfach, dass es halt eine Studentin ist dass es keine ausgebildete Fachkraft ist die einem auch Ansätze entlockt so wie Sie das jetzt machen wo man weiter machen kann weil irgendwann mal erzählt und erzählt und irgendwann ist es ja auch erschöpft und da hat man und so war das halt bei ihr da habe eigentlich ich erzählt."

Eine andere Patientin drückte ihre Wahrnehmung über das Gesprächserleben direkt als Feedback an den Studierenden aus. Auch hier wird aktives Zuhören als professionelle Fähigkeit beschrieben:

> T1: „Ja ich habe ihm auch was dazu gesagt. Ich habe ihm gesagt er muss er ist er kommt mir introvertiert vor er ist zu ruhig da kommt jetzt so wie bei Ihnen kommen auch Gegenfragen dass sie sagen so was meinen Sie wie hätte es anders laufen können usw. und das hat mir gefehlt bei ihm das habe ich ihm aber auch gesagt .. habe ich gesagt, darf ich Ihnen jetzt mal was sagen da habe ich gesagt Sie kommen mir introvertiert vor da kommt nichts rüber sage ich ich erwarte eigentlich von einem Psychologen der mir hilft helfen heißt ja auch nachfragen weil ich es kann ja sein, dass er durch das ein oder andere ich will nicht sagen was sieht ähm .. das ich ihm was mitteile wo er Nachfragen hat oder Fragen dazu hat und ich habe gesagt, das hat mir einfach gefehlt das weiß er aber."

5.2.2 Frage-und-Antwort-Schema

Ein zweites angesprochenes Gesprächsmuster beinhaltete den gegenseitigen Austausch von Information sowie formeller Konversation.
Eine Patientin fasst ihre Erfahrungen wie folgt zusammen:

> I4: „Ich fand sie total nett wir haben uns auch noch gut unterhalten aber ähh wie gesagt es war halt eine Unterhaltung und ich kann da nicht viel zu sagen."

Ein anderer Patient fasste seine Erfahrung rational zusammen:

I2: „Er hat auch seine Fragen, die er stellen wollte stellen musste die hat er alle gestellt und die habe ich auch beantwortet. Ich kann ehrlich sagen, ich ähh bin da nie so mit konfrontiert worden also das ich so befragt wurde oder so."

5.2.3 Begegnung

Ein Patient fügte in seinem Erlebnisbericht eine weitere Konnotation hinzu, indem er die Erfahrung als *Gefühle, die von einem zum anderen gehen*, beschreibt. Er empfand eine Seelenverwandschaft mit dem Studierenden.

I3: „Das ist eine wilde fremde Person die auf mich zu gekommen ist und mir die Hand gereicht hat und das ist toll ich kann Ihnen auch sagen warum ich bin .. auch sehr hilfsbereit und mir tut es weh wenn man jemandem anderen wehtut deswegen kann ich mich in diese Person auch hineinversetzen so einfach ist das ich fühlte mich mit ihm ein bisschen seelenverwandt (weint Stimme sehr zittrig)."

I: „Können Sie versuchen mit mir gemeinsam dieses Seelenverwandschaftsgefühl noch ein bisschen mehr auszuformulieren?"

I3: „Das ist schwer die Seelenverwandschaft heißt das kann ich einfach nicht beschreiben da sind Gefühle die gehen von einem zum anderen über das kann ich Ihnen nicht beschreiben geht nicht ich merke das das ist intuitiv merke ich ob mir einer gut tut tun will oder ob er mir böses will so einfach ist das (Stimme zittrig weint) und wenn ich ja merke auf welcher Wellenlänge er läuft und ich ja auch wie Sie merken sehr am Wasser gebaut habe dann bin ich sehr gefühlsintensiv und das kann mir keiner nehmen und das merke ich (weint)"

5.3 Hauptkategorien

Während des Kodierungsprozesses wurden aus dem Grundmaterial schließlich 14 Kategorien herausgearbeitet. Dieses Kapitel beschreibt diese Kategorien, die jedoch nicht hierarchisch geordnet sind. Ein Ansatz zur systematischen Ordnung dieser Kategorien wird in Kapitel 6, Diskussion, vorgestellt. Die folgende Tabelle liefert einen Überblick über die Kategorieverteilung auf der Interviewmatrix.

1 Reduktion	2 Reduktion	3 Reduktion	4 Reduktion	5 Reduktion
	Bewertungskriterien des Seminars (positiv/negativ) 5, 17, 43 / 6, 26, 30, 31, 32, 33, 43)	Bewertungskriterien des Seminars (positiv/negativ): 30, 32, 33, 39, 43, 45, 46, 47 /	Bewertungskriterien des Seminars (positiv/negativ): / 24, 25, 38	Bewertungskriterien des Seminars (positiv/negativ): 38, 39 /
		Bewertung des Seminars (57, 58)	Bewertung des Seminars (17, 38, 40, 43)	
		Bewertung des Studierenden durch den Patienten: positive Bewertung, Seelenverwandtschaft (22, 23, 24, 25, 26)	Bewertung des Studierenden durch den Patienten: positive Bewertung, Seelenverwandtschaft (16, 32)	
Wirkung des Seminars (37, 38)	Wirkung des Seminars (13)	Wirkung des Seminars (4, 16, 35, 67)	Wirkung des Seminars (37, 38, 39)	Wirkung des Seminars (15, 19, 22)
Empfohlene/ reflektierte Empfehlungen der Patienten an die Studierenden (47, 48, 50 / 53, 54, 56, 61, 67, 68)		Empfohlene/ reflektierte Empfehlungen der Patienten an die Studierenden (/ 40, 41, 42, 64, 65)	Empfohlene/ reflektierte Empfehlungen der Patienten an die Studierenden (26 / 41)	Empfohlene/ reflektierte Empfehlungen der Patienten an die Studierenden (/ 40, 42, 43, 45, 47)
Erwartungen an das Seminar (7, 8, 13, 17, 46, 73, 74)				Erwartungen an das Seminar (31)
	Keine Beurteilung oder Empfehlungen des Patienten (4, 9, 10, 15, 23, 24, 27, 37, 41)			
Negatives Feedback über das Gesprächsverhalten des Studierenden (2, 3, 4, 5, 6, 13, 24, 25)	Negatives Feedback über das Gesprächsverhalten des Studierenden (29)		Negatives Feedback über das Gesprächsverhalten des Studierenden (1, 20, 21, 26, 27, 33)	Negatives Feedback über das Gesprächsverhalten des Studierenden (26, 27, 28, 30, 33)
Qualität des Gesprächs zw. Patient und Studierendem (22, 23, 24, 25, 34, 62)	Qualität des Gesprächs zw. Patient und Studierendem (1, 7)	Qualität des Gesprächs zw. Patient und Studierendem (5, 6, 7, 15, 22, 23, 33, 35, 38)	Qualität des Gesprächs zw. Patient und Studierendem (10, 18, 22, 26, 27, 28, 29, 30, 33)	
Reaktion auf Studierenden im Seminar (29, 30, 31)	Reaktion auf Studierenden im Seminar (16)	Reaktion auf Studierenden im Seminar (34, 36)	Reaktion auf Studierenden im Seminar (2, 3, 4, 5, 6, 7, 12, 13, 14, 15)	Reaktion auf Studierenden im Seminar (16, 17)
Evaluation des Patienten bzgl. Verhalten des Studierenden (19, 20, 28, 36, 63, 64, 65, 66, 67)		Evaluation des Patienten bzgl. Verhalten des Studierenden (10, 11, 12, 13, 14, 59, 61, 62, 63, 65)	Evaluation des Patienten bzgl. Verhalten des Studierenden (11, 24, 25, 33, 34)	Evaluation des Patienten bzgl. Verhalten des Studierenden (35, 36)
Evaluation des Patienten bzgl. seiner Rolle im Seminar (55, 57, 58, 60, 74)			Evaluation des Patienten bzgl. seiner Rolle im Seminar (8, 9)	
	Suche nach Zwischenmenschlichkeit und Sozialgefühl (19, 44, 46, 47, 48, 49, 50, 51, 52, 53, 54, 55, 56, 57, 59, 60)	Suche nach Zwischenmenschlichkeit und Sozialgefühl (22, 25)		
Voraussetzungen für Seminarteilnahme (16, 17, 18, 41, 44, 57, 70, 71)		Voraussetzungen für Seminarteilnahme (37, 38)		Voraussetzungen für Seminarteilnahme (20, 41)

Tabelle 23: Tabelle der 14 endgültigen Kategorien, die auf der Basis der zusammenfassenden qualitativen Inhaltsanalyse definiert wurden

5.3.1 Erwartungen an das Seminar

Ein häufig genanntes Thema war die Erwartungshaltung in Bezug auf Fragen. Die Patienten waren nicht nur bereit, Fragen zu beantworten, sie erwarteten tatsächlich, dass die Studierenden Fragen an sie richteten:

> I1: „Jaja ich weiß diesen jungen Mann ja ja wie habe ich das erlebt ich habe das ... ja ich habe erzählt im Prinzip, was ich Ihnen auch gesagt habe was mir passiert ist ... ja das war es dann eigentlich und dann habe ich gewartet, dass was kommt aber da kam nichts."

Die Patienten erwarteten auch, auf Personen in einer Lernsituation zu treffen, deren Rolle sich von einer professionellen Fachkraft unterscheidet. Das Bewusstsein der sich daraus ergebenden Schwierigkeiten zeigte sich z. B. in der folgenden Bemerkung:

> I5: „Ja es war ein netter junger Mann ohne Erfahrung ist klar in dem Alter ist es nicht so einfach, über Themen zu reden, die er noch nicht kennt."

Eine Patientin empfand ihre Teilnahme am Seminar als Möglichkeit, durch ihre Offenheit für Fragen den Studierenden *Angst zu nehmen* und dabei zu *helfen, dass sie ein Stück weiter kommen*:

> I1: „Wenn ich mich zu so was bereit erkläre, dann bin ich bereit auch Fragen zu beantworten dann bin bereit auch ja auch Fragen [...] weil wenn ich sage, ich mache da mit, ich bemühe mich den Studenten zu helfen, dass die ein Stück weiter kommen oder dass da eine Lernphase oder Lehrphase, oder wie man das nennen möchte, dass man da einfach ein Stück weiter kommt und einfach diese diese .. ja diese diese ja diese nicht Angst, ich weiß nicht, wie ich das sagen soll, zu nehmen, das brauchen die nicht haben, und wenn, dann sind das die falschen Leute, die sagen, ähh ich mache da mit."

5.3.2 Voraussetzungen für die Seminarteilnahme

Drei Patienten empfanden *Offenheit* und die *Bereitschaft, sich auf Andere einzustellen*, als wichtige Voraussetzungen für solch ein Seminar:

> I3: „Ja .. Offenheit hat mit Wahrheit zu tun und alles andere ist bla bla wenn ich merke er ist offen und ich glaube ihm das, dann ist es das wie soll ich da anders entscheiden?"

> I5: „Ja der müsste sich eigentlich ein bisschen mehr auf die Leute einstellen damit er nicht gleich aufhört, das wäre sehr wichtig."

Eine andere Patientin betonte, wie wichtig der *Zeit*faktor sei, und dem Gesprächspartner Raum gegeben werden müsse, *sich kommunikativ mitzuteilen*, in dem Ausmaß, wie dies für die betreffende Person nötig ist:

I1: „Also das heißt man braucht Zeit das einem dass jemand einem Zeit gibt das einfach kommunikativ mitzuteilen, auch in der Ausführlichkeit oder nicht wie er das braucht ich mein der Eine mehr der Andere weniger."

Im selben Interview unterscheidet die Patientin zwischen Unerfahrenheit und *Unwissenheit*. Unerfahrenheit wird offensichtlich von Studierenden erwartet (siehe oben), wenn es um Themen wie Tod und Sterblichkeit geht:

I1: „Unerfahrenheit .. ich sage einfach das ist halt ich meine man lernt ja nichts umsonst das ist einfach eine gewisse Unerfahrenheit, die erst kommen muss und ähh ja da das braucht seine Zeit also ich ich denke nicht, dass es dass man das jetzt mit Unwissenheit vergleichen sollte, sondern einfach die Unerfahrenheit weil das ist für mich ein Unterschied ob ich nicht wissend bin oder unerfahren bin ja also das ist gerade auch in dieser Materie wie sie sagten die, die so jetzt ein spezielles Thema haben auch das ist ja wieder eine Sonderaktion."

5.3.3 Bewertungskriterien für das Seminar (positiv/negativ)

Zu dieser Kategorie äußerten sich alle Teilnehmer; die folgende Tabelle bietet einen Überblick über die Ergebnisse:

Bewertungskriterien für das Seminar	
Positiv	**Negativ**
- Auf andere zugehen/ Fragen beantworten	- Intensiver Kontakt
- Erfahrung von Offenheit	- Vorspiegelung oder Falschheit
- Ehrliche Begegnung	- Kommunikationsbarrieren (Mundschutz)
- Interviewt werden	- Emotionale Belastung
- Erfahrung von Menschlichkeit/ authentischem Interesse am Patienten	

Tabelle 24: Übersicht über die Ergebnisse in der Kategorie "Bewertungskriterien"

Die folgenden Zitate veranschaulichen die Ergebnisse:

I2: „Da gibt es an und für sich nicht viel ähh er war ja leider durch den Mundschutz das er ja man konnte sich Auge in Auge sehen, aber äh er hat es nicht schlecht gemeint usw. er hat auch seine Fragen, die er stellen wollte stellen musste die hat er alle gestellt und die habe ich auch beantwortet."

I3: „Als aller erstes was Sie sowieso lernen zuhören .. und mehr ist nicht ich muss doch erst mal das Gefühl für den Menschen bekommen also muss ich mir den doch erst mal anhören und ansehen wer derjenige ist und dann merke ich doch schon ob ich mich hingeneigt fühle oder ob ich evtl. nein will ich nicht nein es gibt nur Offenheit keine Falschheit das heißt ich möchte also nicht das man irgendjemand etwas vormacht nur weil es ihm in dem Moment gut tut es sei denn es ist eine diese so genannten Notlügen aber ich möchte das nicht keine Notlüge für mich nein (weint)."

I3: „Ehrlichkeit. Ehrlichkeit ist für mich das Wichtigste (weint)"

5.3.4 Qualität des Gesprächs zwischen Patient und Studierendem

In dieser Kategorie wurden Attribute gesammelt, die sich auf die tatsächlichen Gespräche während den Begegnungen bezogen. *Beziehungsaufbau* und *emotionales Einlassen* waren Aspekte, die den Patienten wichtig waren, wie das folgende Beispiel deutlich veranschaulicht:

I3: „Das ist das was mich so sehr daran erfreut hat, dass es Menschen gibt, die sich für Andere einsetzen und sie verstehen und versuchen wo möglich zu helfen auf dem psychologischen Wege (weint, Stimme sehr zittrig)."

I3: „Das ist eine wilde fremde Person die auf mich zu gekommen ist und mir die Hand gereicht hat und das ist toll ich kann Ihnen auch sagen warum ich bin .. auch sehr hilfsbereit und mir tut es weh wenn man jemandem anderen wehtut deswegen kann ich mich in diese Person auch hineinversetzen so einfach ist das ich fühlte mich mit ihm ein bisschen seelenverwandt (weint Stimme sehr zittrig)."

I5: „Das ist schwer die Seelenverwandschaft heißt das kann ich einfach nicht beschreiben da sind Gefühle die gehen von Einem zum Anderen über, das kann ich Ihnen nicht beschreiben geht nicht ich merke das, das ist intuitiv merke ich ob mir einer gut tut tun will oder ob er mir böses will so einfach ist das und wenn ich ja merke auf welcher Wellenlänge er läuft und ich ja auch wie Sie merken sehr am Wasser gebaut habe dann bin ich sehr gefühlsintensiv und das kann mir keiner nehmen und das merke ich (weint)"

Fähigkeit zum Zuhören und *Interesse am Gespräch zeigen*, waren andere Aspekte, die wiederholt erwähnt wurden:

I4: „... Hm .. also ich hatte das Gefühl sie hat mir zugehört .. hat viel Interesse gezeigt daran sie war noch in Köln, hat mir dann noch von jemandem den Vortrag den sie da hatte und hat mir dann noch einen Film empfohlen also sie war total nett."

I4: „Nett ja und ich denke auch, dass sie mit Menschen gut umgehen kann [...]"

Auch Teilnehmerin 1 äußert sich in diesem Sinn:

I1: „[...] und ich denke mir einfach, dass er er war sehr aufmerksam .. hat sehr intensiv zugehört kann ich nicht anders sagen [...]"

5.3.5 Negatives Feedback auf das Gesprächsverhalten des Studierenden

In dieser Kategorie wurde negatives Feedback gesammelt. Es gab eine Reihe von Gründen, die zu einer negativen Einschätzung durch die Patienten führte. Die folgende Tabelle gibt eine Übersicht der gesammelten Attribute dieser Kategorie:

Negatives Feedback über das Gesprächsverhalten des Studierenden
Zu introvertiert
Keine Fragen von Seiten des Studierenden
Keine aktive Beteiligung am Gesprächsverlauf
Keine Fragen / kein Interesse an Hintergrundinformationen
Fehlende Ausbildung
Unprofessionelles Verhalten bzw. schockierende Frage
Kein Gefühl der Sicherheit
Passivität
Zurückhaltung

Tabelle 25: Übersicht über die Inhalte des „negativen Feedbacks" zum Seminar

Das folgende Beispiel beschreibt eine für die Patientin als negativ empfundene Gesprächssituation:

> I4: „Ja es war kein professionelles Gespräch irgendwie das ist mal klar und wie schon gesagt die erste Frage von ihr, die mich sehr betroffen hat das war den Wortlaut kriege ich nicht mehr ganz zusammen jedenfalls so nach dem Motto wie man sich fühlt wenn man weiß, dass man sterben wird also dieses Sterben das war für mich so ohoh nee sterben will ich noch nicht das habe ich ihr auch direkt gesagt habe ich gesagt, dass ist für mich nicht das Thema (lachend) also so weit bin ich noch nicht also ich bin krank und ich würde über die Situation reden mit der Krankheit und sie hat es auch ganz schnelle gemerkt ja das das einfach ähh ich meine wie Sie ja jetzt schon sagten was dieses Seminar betrifft geht es ja auch darum um das Sterben und von daher das war auch nicht schlimm."

5.3.6 Reaktion des Patienten auf den Studierenden während des Seminars

Diese Kategorie sammelt Äußerungen die sich tatsächlich oder theoretisch auf die Studierenden im Rahmen des Gesprächs beziehen. Dies ist eine der beiden Kategorien, die in jedem Interview zumindest einmal angesprochen wurden. Die Patienten scheinen die Meinung zu teilen, dass die teilnehmenden Studierenden keine Fehler als solche machen können:

> I: „Können Sie sich denn vorstellen, dass es Situationen gibt, in denen Sie der Medizinstud in der der Medizinstudent auch etwas hätte falsch machen können dieser Medizinstudent mit dem Sie gesprochen haben?"

I3: „Nein .. nein .. ganz offen (weint)"

I: „Können Sie mir erklären wieso das der Fall ist?"

I3: „Das habe ich Ihnen schon die Offenheit dieses Menschen ist auf mich über gegangen das habe ich gemerkt, deswegen kann ich kategorisch sagen nein."

Ein anderer Teilnehmer sieht keinen Grund zur Beschwerde:

I: „Wie haben Sie sich denn bei diesen Gesprächen gefühlt?"

T6: „Gut eigentlich ganz gut bin schon damit klar gekommen ... Tja schaden kann das nie wenn man mal über alles spricht."

Teilnehmerin 1 sprach das *Konzept der Toleranz* als Strategie an, mit der Unerfahrenheit des Studierenden fertig zu werden:

I1: „Für mich war das ok weil ich wusste, dass es ein Student war dass ich wusste, dass ihm die Erfahrung seinerseits noch nicht so da war und dadurch auch etliches tolerieren konnte tolerieren heißt auch dieses Nicht-Nachfragen."

I1: „Was ich bei einem normalen Psychologen mit Sicherheit nicht geduldet hätte dem hätte ich den Breitmarsch gegeben"

I1: „Ich bin Ärzten gegenüber teilweise sehr ich will nicht sagen aggressiv aber sehr vorsichtig."

Diese Haltung wurde auch von Teilnehmer 3 geteilt:

I3: „Ja kein Mensch ist ohne Fehler keiner aber man sollte ihn merken."

I: „Und wie damit umgehen?"

I3: „Verständnisvoll und vielleicht nachhaken und fragen."

5.3.7 Suche nach Zwischenmenschlichkeit und Sozialgefühl

Zwischenmenschlichkeit und soziale Verbundenheit wurde in zwei Interviews als separates Phänomen wahrgenommen. Ein Patient beschreibt dies als *Seelenverwandtschaft*, als *Gefühle, die von Einem zum Anderen gehen*:

I3: „Das ist schwer die Seelenverwandschaft heißt das kann ich einfach nicht beschreiben da sind Gefühle die gehen von Einem zum Anderen über das kann ich Ihnen nicht beschreiben geht nicht ich merke das das ist intuitiv merke ich ob mir einer gut tut tun will oder ob er mir böses will so einfach ist das (Stimme zittrig weint) und wenn ich ja merke auf welcher Wellenlänge er läuft und ich ja auch wie Sie merken sehr am Wasser gebaut habe dann bin ich sehr gefühlsintensiv und das kann mir Keiner nehmen und das merke ich (weint)."

Ein anderer Patient beschreibt seinen Wunsch nach persönlicher Verbundenheit aus seiner privaten Perspektive:

> I2: „Aber ich würde schon in der Richtung schon, weil sonst versauert man ja auch und ich hoffe ja auch jetzt habe ich ja glaube ich auch beim letzten Mal gesagt, dass ich wieder so ein bisschen ähh es gibt ich habe mit dem Sanitätshaus schon gesprochen ähh das ich ich bin blutiger Anfänger im Grunde genommen beim Golfen aber es macht mir so viel Spaß und dadurch das ich hier es gibt ja so Anzüge bzw. so was das man das nicht so beansprucht und dann will ich das auch wenn es einigermaßen mir geht, will ich das hier auch machen also ich will schon Kontakt haben also ich will nicht in unserer Wohnung sein wir haben auch das muss ich auch dazusagen was ich eben sagte ich bin auch ganz gerne alleine wir haben bei uns auch im Haus sind 14 Familien alle mit allen sehr guten Kontakt aber nicht von Tür zu Tür man sieht sich man hilft sich .. tja."

5.3.8 Evaluation des Patienten über seine Rolle im Seminar

Eine andere Kategorie, die zu Tage trat, beschreibt die Hinweise oder das direkte Feedback der Patienten in Bezug darauf, wie sie ihre Rolle im Seminar wahrgenommen und erlebt hatten:

> I4: „[…] Ich bin krank und ich würde über die Situation reden mit der Krankheit und sie hat es auch ganz schnelle gemerkt ja das das einfach ähh ich meine wie Sie ja jetzt schon sagten was dieses Seminar betrifft geht es ja auch darum um das Sterben und von daher das war auch nicht schlimm."

Eine andere Patientin drückte ihr Verständnis für die Schwierigkeiten in Bezug auf Gespräche mit Krebskranken aus:

> I1: „Das ist für mich ein Unterschied ob ich nicht wissend bin oder unerfahren bin ja also das ist gerade auch in dieser Materie wie sie sagten die die so jetzt ein spezielles Thema haben auch das ist ja wieder eine Sonderaktion."

> I1: „Ja die Krankheit als solche ja das damit, dass es eine schwere Krankheit ist im Hintergrund und jetzt nicht keine Ehedrama oder was weiß ich nicht so meine ich das jetzt und ich denke mir einfach, dass er er war sehr aufmerksam."

> I1: „... Hmm es ist schwierig ich kann mir das vorstellen diese Scheu zu überwinden .. ja ich denke mal einfach so auch in das sich auf das Gespräch klar bereiten die sich vor aber auch in der Vorbereitung zu sagen es sind Menschen, die haben was mitgemacht durchgemacht sie sind bereit dazu zu diesem Gespräch entsprechend bin ich bereit auch diese diesen Hinterhalt diesen diesen wie soll ich das sagen ja diesen .. einfach diesen das was gewesen ist auch die Emotionen auch zu hinterfragen also da keine Angst vor zu haben also ich meine es ist ja es heißt ja ganz klar, wenn ich nicht möchte kann ich abbrechen oder kann sagen möchte ich nicht beantworten und ich denke diese wenn ich diese diese ähh diese Maßnahme habe diese Möglichkeit habe brauche ich auch keine Angst haben."

Die Unterstützung von Lernerfahrungen gehört ebenfalls zu dieser Kategorie:

I3: „Ja das ist doch wichtig man muss doch lernen, Lernen ist das halbe Leben anders geht es doch nicht woher soll er das nehmen?"

I1: „Wenn ich mich zu so was bereit erkläre, dann bin ich bereit, auch Fragen zu beantworten dann bin bereit auch ja auch Fragen [...] weil wenn ich sage ich mache da mit ich bemühe mich den Studenten zu helfen, dass die ein Stück weiter kommen oder das da eine Lernphase oder Lehrphase oder wie man das nennen möchte [...]"

5.3.9 Evaluation des Patienten in Bezug auf das Verhalten der Studierenden

Mit Ausnahme einer Person hatten alle Patienten eine Meinung oder Vorstellung darüber, warum ihre betreffenden Studierenden, und Medizinstudierende im Allgemeinen, so handelten, wie sie es taten. Hier traten einige Themen zu Tage:
Unerfahrenheit war das Hauptargument, das von den Interviewten als Erklärung für das Verhalten der Studierenden genannt wurde. *Alter* wurde als zusätzliches Argument für mangelnde Gesprächskompetenz in Bezug auf ungewohnte Themen genannt:

I5: „Ja es war ein netter junger Mann ohne ist klar in dem Alter ist es nicht so einfach über Themen zu reden die er noch nicht kennt."

Eine Teilnehmerin sprach Unerfahrenheit an und unterschied im Folgenden zwischen *Unerfahrenheit* und *Unwissenheit*:

I1: „Unerfahrenheit .. ich sage einfach das ist halt ich meine man lernt ja nichts umsonst das ist einfach eine gewisse Unerfahrenheit, die erst kommen muss und ähh ja da das braucht seine Zeit also ich ich denke nicht, dass es dass man das jetzt mit Unwissenheit vergleichen sollte, sondern einfach die Unerfahrenheit weil das ist für mich ein Unterschied ob ich nicht wissend bin oder unerfahren bin ja also das ist gerade auch in dieser Materie wie sie sagten die, die so jetzt ein spezielles Thema haben auch das ist ja wieder eine Sonderaktion."

Ein Student zu sein und *noch zu lernen* waren weitere Erklärungen für die Unerfahrenheit der Studierenden:

I4: „ (holt tief Luft) .. Ja man merkt einfach, dass es halt eine Studentin ist, dass es keine ausgebildete Fachkraft ist, die einem auch Ansätze entlockt so wie Sie das jetzt machen wo man weiter machen kann weil irgendwann mal erzählt und erzählt."

I4: „Nett ja und ich denke auch, dass sie mit Menschen gut umgehen kann aber es hat halt einfach ja es war eine Studentin ganz einfach (lachende Stimme)."

5.3.10 Empfohlene / reflektierte Empfehlungen der Patienten an Studierende

Die folgende Tabelle bietet einen Überblick der von den befragten Patienten geäußerten Empfehlungen:

Empfehlungen der Patienten an Studierende
Weniger Angst haben
Mehr Fragen stellen
Schüchternheit überwinden
Mehr Fragen über Gefühle stellen
Zuhören lernen
Mehr Offenheit, keine Angst vor Nähe
Lernen mit Fehlern zu leben, sie aber auch erkennen
Fehler sollten mit Verständnis und Fragen begegnet werden
Gesprächstechniken einsetzen, um Andere zum Sprechen zu bewegen
Offen sprechen, um dem Gesprächspartner die Möglichkeit zu geben, andere Meinungen zu hören
Mehr und intensiver auf Patienten eingehen
Mehr Informationen teilen, sich aktiver an Gesprächen beteiligen

Tabelle 26: Übersichtstabelle über die gefundenen Empfehlungen

Drei Zitate wurden gewählt, um diese Ergebnisse zu veranschaulichen:

> I1: „Die Studenten sollten nicht so viel Angst haben so viele Hemmungen haben diesen Menschen gegenüber also ruhig fragen ruhig denen entgegenkommen und sagen ja wie haben Sie das empfunden oder wie Sie vorhin auch fragten was für ein Gefühl hatten Sie dabei ja was was kommt bei Ihnen da hoch ja also sich nicht scheuen, diese Fragen zu stellen weil ich finde das wichtig ich finde genau das hat mir gefehlt bei Ihrem Studenten diese Scheu kann man ja auch sagen eine gewisse Scheu oder Angst, jemandem zu nahe zu treten ja und ich denke, das sollte nicht der Fall sein sie sollten ruhig mehr aktiver sein und ähm ja eben diese Scheu ein bisschen ablassen weglassen."

> I3: „Als aller erstes was Sie sowieso lernen zuhören … und mehr ist nicht ich muss doch erst mal das Gefühl für den Menschen bekommen also muss ich mir den doch erst mal anhören und ansehen wer derjenige ist und dann merke ich doch schon ob ich mich hingeneigt fühle oder ob ich evtl. nein will ich nicht nein es gibt nur Offenheit keine Falschheit das heißt ich möchte also nicht, dass man irgendjemand etwas vormacht nur weil es ihm in dem Moment gut tut es sei denn es ist eine diese so genannten Notlügen aber ich möchte das nicht keine Notlüge für mich nein (weint)."

> I5: „… ja wie soll ich das sagen? … mehr auf die Person eingeht, die auch selbst was entwickelt sein ganz wichtig, damit man auch mal die Gegenseite kennen lernt"

Wirkung des Seminars

Dies ist die zweite Kategorie, die in allen Interviews angesprochen wurde. Nur eine der fünf Patienten würde nicht wieder an einem solchen Seminar teilnehmen, weil sie die Gespräche zu sehr erschöpften.

>I: „Würden Sie ein solches Seminar noch einmal mitmachen wenn Sie die Gelegenheit hätten aus der Erfahrung die Sie jetzt gesammelt haben?"
>
>I4: „Im Moment nicht."
>
>I4: „Das wäre mir einfach jetzt zu viel in der momentanen Lage zu anstrengend."

Alle anderen Patienten äußerten sich positiv und beschrieben ihre Erfahrung wie die folgenden Beispiele zeigen:

>I: „Was würden Sie einem anderen Patienten in Ihrer Situation über dieses Seminar erzählen?"
>
>I1: „Also, dass das Reden gut tut das Gespräch suchen gut tut ... dass ich das das ich das eigentlich als positiv empfinde diese Möglichkeit zu haben auch darüber zu reden weil es ist nicht normal, dass man so über seine Krankheit reden kann in der Ausführlichkeit [...]"
>
>I2: „Muss ich kann ehrlich sagen, ich ähh bin da nie so mit konfrontiert worden also, dass ich so befragt wurde oder so ähh bei mir war es Leben nicht hart aber auch nicht einfach es musste eben weiter gehen was sehr viel Spaß gemacht hat und deswegen bin ich auch nie so eingenickt gewesen."
>
>I3: „[...] die Offenheit dieses Menschen ist auf mich übergegangen das habe ich gemerkt."
>
>I: „Wie haben Sie sich denn bei diesen Gesprächen gefühlt?"
>
>I6: „Gut eigentlich ganz gut bin schon damit klar gekommen."

5.4 Nebenthemen

Drei Bereiche traten zu Tage, die nur von jeweils einem Patienten genannt wurden.

5.4.1 Bewertung des Studierenden durch den Patienten: positive Bewertung, Seelenverwandtschaft

Ein Patient bewertete seinen Studierenden deutlich positiv. Die *Offenheit* und *Seelenverwandtschaft*, die am Studierenden wahrgenommen wurde, hinterließ einen nachhaltigen Eindruck.

5.4.2 Keine Beurteilung oder Empfehlungen des Patienten

Patient I2 war sehr zurückhaltend mit klaren Aussagen über die Begegnung mit dem Studierenden. Auf Nachfragen äußerte er sich unverbindlich und diffus. Folglich wurden Kodes, die zu dieser Kategorie gehören, als separate Einheit zusammengefasst.

5.4.3 Bewertung des Seminars

Eine Patientin äußerte sich direkt zum Seminar und gab das folgende Feedback:

> I: „Haben Sie eine Rückmeldung oder eine Empfehlung für eine Verbesserung, falls dieses Seminar noch einmal wiederholt werden sollte?"
>
> I4: „…nein. Das war schon alles echt in Ordnung."

Sämtliche andere Paraphrasen, die unter diese Kategorie fielen, waren ähnlich allgemein gehalten und informationsarm. Daher wurde diese Kategorie als untergeordnetes Nebenthema gewertet.

6. Diskussion

Dieser Abschnitt diskutiert die ermittelten Ergebnisse und stellt Verbindungen zu andern Forschungsdaten und -ergebnissen her. Auch werden die Limitationen der Untersuchung kritisch beleuchtet.

6.1 Worin liegt die Bedeutung der Ergebnisse dieser Untersuchung?

6.1.1 Der Stand der Curricularentwicklung – UPCE und was nun?

Zum gegenwärtigen Zeitpunkt gibt es eine wachsende Diskrepanz zwischen der Entwicklung von Palliative Care auf der politischen und Gesundheitsversorgungsebene auf der einen Seite und evidenzbasierter didaktischer Forschungen, die auf die Notwendigkeit der Optimierung der palliativmedizinischen Ausbildung von Studierenden hinweisen, auf der anderen Seite. (Lloyd-Williams and MacLeod 2004; Bickel-Swenson 2007) Egal in welchem medizinischen Fachgebiet, der Bedarf an Ärzten mit palliativmedizinischer Ausbildung sowie Schulungen über Themen um Tod und Sterben wird infolge der zunehmenden Veralterung der Bevölkerung und der daraus folgenden wachsenden Zahl an chronischen, stark behindernden und lebensbedrohlichen Diagnosen rasant ansteigen. Der dringenden Notwendigkeit der Integrierung adäquater Curricula an den medizinischen Universitäten und Fakultäten wurde in Deutschland schlussendlich doch Rechnung getragen; eine entsprechende Gesetzesnovelle zwingt die deutsche Universitätslandschaft zum Handeln. (DGP 2009) Richtet man jedoch den Blick über den Atlantischen Ozean in Richtung Vereinigte Staaten, die in Bezug auf Palliative Care und anderer das Lebensende betreffende Bereiche eine führende Position einnehmen, so findet man auch dort eine fehlende Standardisierung in der palliativmedizinischen Ausbildung vor, wie Bickel-Swenson 2007 in ihrer systematischen Literaturübersicht nachweisen konnte. (Bickel-Swenson 2007) Loyd-Williams, der 2004 den Stand der Ausbildung in Europa beleuchtete, fand die gleiche Situation vor. (Lloyd-Williams and MacLeod 2004) Sowohl auf gesamteuropäischer wie auch auf deutscher Ebene gibt es eine Reihe von offiziellen Konsens-Leitlinien und Empfehlungen hinsichtlich der Ausbildung von Medizinstudierenden in Palliative Care (UPCE) (DGP 2003; Bundesärztekammer 2004), in deren Zentrum lediglich die Formulierung und Definition der notwendigen Kernkompetenzen steht, die durch die palliativmedizinische Ausbildung vermittelt werden sollen. Daher bleibt die Frage, WIE diese Kompetenzen gelehrt und erlernt werden sollen, weiter unbeantwortet. Diese Studie versucht, das akademische Feld für die Erweiterung der Evidenzbasis in Bezug auf die Einbindung von Realpatienten in die palliativmedizinische Lehre zu erschließen. Bis heute wurden hier die Erfahrungen und die Perspektive der Patienten in der dem Autor bekannten Literatur nicht berücksichtigt. Daher versteht sich die vorliegende Studie als ersten Schritt zur Schließung dieser Lücke.

6.1.2 Der Stand der palliativmedizinischen Ausbildung und ihre Folgen für Medizinstudierende

In einer Umfrage unter höhersemestrigen Medizinstudierenden über ihre Meinung der Qualität der palliativmedizinischen Ausbildung stellten Fraser et al. fest, dass Basisvermittlung palliativmedizinischen Wissens, problembasiertes Lernen und Schulungen in Patienteninterviews den geringsten Effekt auf die Kompetenz zur Behandlung und Betreuung von Patienten am Lebensende haben (Fraser, Kutner et al. 2001). Lehrmethoden, die direkte Erfahrungsmöglichkeiten durch Patientenseminare (Block 2005; Elsner, Jünger et al. 2006; Schulz 2008) oder klinische Famulaturen (Ross, O'Mara et al. 1997; Ross, Keay et al. 1999; Steen, Miller et al. 1999; Porter-Williamson, von Gunten et al. 2004) bieten, scheinen eine wesentlich bessere und vielversprechende Wirkung zu haben. Dies ist von wesentlicher Bedeutung, da Forschungsergebnisse über die für die Studierenden negativen Folgen berichten, die unvorbereitet mit Tod und Sterben konfrontiert werden (Rhodes-Kropf J 2005). Die logische Konsequenz solcher Erkenntnisse wäre die empfohlene Einbindung von Real-Patienten-Begegnungen in die UPCE. Bevor nun jedoch eine derartige Empfehlung ausgesprochen werden kann, muss eine andere Forschungslücke geschlossen werden – die der ethischen Implikationen des Einsatzes von hochvulnerablen Patienten zu Ausbildungs- und Schulungszwecken. Auch für diesen Bereich ist die vorliegende Studie die erste Forschungsarbeit, welche die Angemessenheit und die Konsequenzen von Real-Patienten-Begegnungen für die Benutzer selbst, nämlich die sterbenden Patienten, beleuchtet. Manche vertreten hier den theoretisch begründeten Standpunkt, dass Palliativpatienten prinzipiell nicht in Forschung und Lehre mit einbezogen werden sollen. Es existieren jedoch ebenfalls Erkenntnisse, denen zufolge wir einer paternalistischen Überbeschützung von Patienten mit Vorsicht begegnen sollten, da durchaus positive Effekte solcher Forschungstätigkeit nachgewiesen wurden (Fine 2003; Kendall, Harris et al. 2007; Gysels, Shipman et al. 2008; Shipman, Hotopf et al. 2008). Wiederum andere Studien berichten differenzierter von damit zusammenhängenden Herausforderungen, die sich aus einer Hoffnung auf direkten Nutzen, dem Mangel an ungestörter Zeit, Beeinträchtigungen durch die Erkrankung oder die medikamentöse Behandlung ergeben, oder auch über die prinzipielle Problematik der Verständnis- und Einwilligungsfähigkeit für die Einbindung in Forschung oder Lehre (Dean and McClement 2002; Williams, Shuster et al. 2006; Gysels, Shipman et al. 2008). Letztendlich jedoch ist es Realität in der medizinischen Praxis, dass Patienten auf Medizinstudierende als integrale Mitglieder eines funktionsfähigen Versorgungsteams treffen. Die Frage ist daher berechtigt, ob strukturierte und sorgfältig evaluierte Lehrbegegnungen als Teil der medizinischen Ausbildung nicht einen besseren Schutz für die Patienten darstellen würden, zumal die Studierenden dann nicht auf sich allein gestellt wären und sich in schwierigen Gesprächssituationen auf ihr Bauchgefühl und unreflektierte Techniken verlassen müssten, sondern auf eine konkrete Kontaktperson zurückgreifen könnten. Dies ist ein Argument und ein Wunsch, der von Studierenden geteilt wird (Rhodes-Kropf J 2005).

Es darf hier aber nicht außer Acht gelassen werden, dass diese Studie lediglich die Erfahrungen von fünf Patienten beleuchtet, die mit Studierenden einer einzigen Universität Kontakt hatten, und man sich daher vor Übergeneralisierungen oder voreiligen Schlüssen hüten soll. Trotzdem drückten alle Teilnehmer ihre Wertschätzung für die Gelegenheit der Begegnung mit ihren Studierenden aus und bestätigten, dass Lernen ein Erfahrungsprozess ist, der am besten durch aktives Zuhören, Mut zu emotionalen Fragen sowie Offenheit und Authentizität gelingt. Vier der fünf Teilnehmer wären zu einer weiteren Mitwirkung bereit. Die eine Teilnehmerin, die einer weiteren Teilnahme ablehnend gegenüber stand, tat dies aufgrund ihrer zunehmenden Fatigue-Belastung. Sie übte keine Kritik am Seminar selbst und teilte ihre Ansicht mit, dass dies eine positive Gelegenheit für andere Patienten in einer vergleichbaren Situation wäre. Entgegen der angeführten ethischen Einwände konnte diese Studie deutlich zeigen, dass Patienten, die an einem Kommunikationsseminar für Studierende mitwirkten, die Bereitschaft mitbrachten, an dieser Erfahrung teilzunehmen, sich darauf einzulassen und die Begegnung mit Studierenden wertzuschätzen. Dieses Ergebnis untermauert andere Untersuchungen, die Patienten die Bereitschaft zur Teilnahme an Forschungsprojekten bescheinigten (Terry, Olson et al. 2006; Williams, Shuster et al. 2006). Terry et al. etwa führten semi-strukturierte Interviews mit 22 Hospizpatienten durch. Sie stellten fest, dass alle den Wunsch verspürten, in Forschung mit eingebunden zu werden, und alle die Behauptung ablehnten, ihre Zustimmung könnte nicht selbstständig erfolgt sein. Eine andere, umfangreiche Studie von Emanuel et al., in der 998 Patienten mit lebensbegrenzenden Erkrankungen über ihre Bereitschaft befragt wurden, über Themen wie Tod, Sterblichkeit und Verlust zu sprechen, kam zur Erkenntnis, dass Palliativpatienten durchaus in der Lage sind, diese Themen ohne übermäßige Belastung für sich selbst zu diskutieren, sondern solche Gespräche sogar als hilfreich empfanden. Emmanuel et al. empfahlen daher, dass die betreffenden „institutionellen Kommissionen Untersuchungen mit Schwerkranken und Sterbenden nicht per se beschränken sollten, ohne verlässliche Nachweise, dass diese die Teilnehmern belasten oder ihnen auf andere Art und Weise schaden." (Emanuel, Fairclough et al. 2004)

Im Gegenteil, die in dieser Studie interviewten Teilnehmer ermutigten ihre Studierenden sogar, mehr Fragen zu stellen, offener zu sein, und offen über Furcht und Ängste zu sprechen. Sie meinten sogar, dass die Gespräche über Tod und Sterben für die Studierenden schwieriger waren als für sie selbst, was sie zumeist auf die Unerfahrenheit und das junge Alter der Studierenden zurückführten.

Zusammenfassend kann festgestellt werden, dass der Bedarf an didaktischen Konzepten, welche Real-Patienten-Kontakte integrieren, überwältigend ist, und dass einige Best-Practice-basierte Modelle bereits erfolgreich implementiert wurden (Block 2005; Schnell 2009; Schulz, Möller et al. 2012). Was bislang noch nicht bekannt war, war die Sichtweise der Patienten in Bezug auf solche Studierendenbegegnungen.

Diese Untersuchung ist die erste dieser Art und soll das akademische Feld für diesen Forschungsbereich öffnen. Die positive Einstellung zu den im Seminar erlebten Erfahrungen spiegelt aktuelle Forschungsergebnisse über die allgemeine Haltung von Palliativ- und Hospizpatienten gegenüber der Teilnahme an Forschungsprojekten wider. Trotz der Gefahr einer paternalistischen Überbeschützung (Dean and McClement 2002) müssen ethische Bedenken hinsichtlich der Vulnerabilität von Patienten (Casarett, Knebel et al. 2003) ernst genommen und durch strenge und transparente Zustimmungsverfahren berücksichtigt werden.

6.2 Relevanz der Studie

Die Erkenntnisse dieser Untersuchung sind trotz ihres begrenzten Umfanges und der begrenzten externen Validität von Wert für im Bereich Palliative Care tätige Lehrende. Eine interessante Erkenntnis ist, dass Patienten durchaus zwischen der lernenden Rolle von Medizinstudierenden und der professionellen Kompetenz von ausgebildeten Ärzten unterscheiden. Obwohl eine der befragten Teilnehmerinnen ihre Haltung gegenüber Ärzten als potentiell aggressiv oder zumindest sehr vorsichtig beschrieb, übertrug sie diese Haltung nicht auf den ihr zugeteilten Medizinstudenten. Ein Antwort für dieses Phänomen könnte in Steinhausers (Steinhauser, Christakis et al. 2000) und Singers (Singer, Martin et al. 1999) Erforschung des Konzeptes des „guten Todes" zu finden sein. Bis zum Tod „für andere von Wert" zu sein und „anderen etwas mitgeben" sind zwei Hauptkategorien, die von Palliativpatienten als für ihre Lebensqualität relevant genannt wurden. Dies könnte eine Erklärung für das oben beschriebene tolerante und nachsichtige Verhalten sein.

Die Ergebnisse sind auch relevant für Leser, die mit der Entwicklung von UPCE-Curricula betraut sind oder die aktiv an der medizinischen Lehre im Bereich Hospiz- und Palliativversorgung beteiligt sind. Das Konzept und der Aufbau des untersuchten Seminars könnte sich als ausgesprochen nützlich für den Unterricht von Kommunikation am Lebensende erweisen. Klare Konzepte und nachgewiesene Wirksamkeit palliativmedizinischer Unterrichtsformate stellen einen Bereich dar, den es zu erforschen gilt. 112 in einer Mixed-Methods-Studie befragten Hospizpatienten nannten die Domäne „Ärzten helfen, Patienten zuzuhören und zu verstehen, was sie sagen" als eine von drei Kategorien mit dem höchsten Median in Bezug auf zukünftige Forschungsfelder, Median (IQR) = 90,3/100 (72,3, 94,5). Gespräche mit Patienten wurde von 70 % der Patienten als die wichtigste Kategorie eingestuft (χ^2_{FR} = 16.85, df = 3, P = 0.0008). Eine zum Thema Lebensende durchgeführte kanadische Studie kam zum gleichen Ergebnis, auch hier führten Patienten eine offene und ehrliche Kommunikation mit dem behandelnden Arzt als einen der wichtigsten Faktoren in der Palliativversorgung an (Heyland, Lavery et al. 2000). Diese Studie liefert eine mögliche Antwort darauf, WIE man Medizinstudierenden effektiv Kommunikationskompetenz für Patienten am Lebensende vermitteln könnte.

6.3 Das mentale Konzept des Seminars

Diese Untersuchung bietet einen Einblick in die Erfahrungen von Patienten, die an einem Seminar für Medizinstudierende im Rahmen eines systematischen Palliative Care Curriculums mitgewirkt haben. Während der qualitativen Analyse des Grundmaterials bildeten sich Kategorien heraus, die eine Sicht auf die mentalen Repräsentationen des Seminars aus der Perspektive der Patienten zu erlauben scheinen. Die folgende Abbildung integriert die 14 Kategorien in ein Korrelationsmodell:

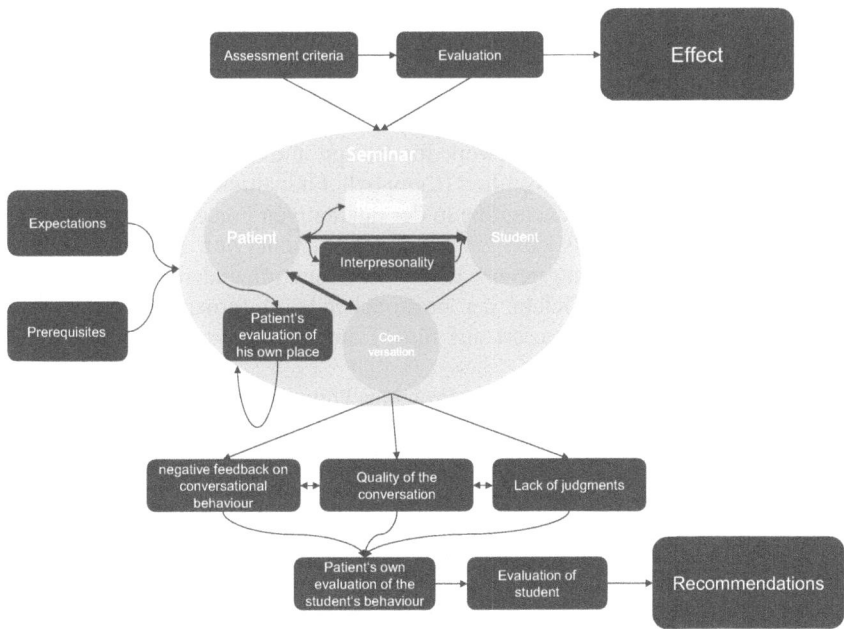

Abbildung 14: Darstellung möglicher Zusammenhänge der gefundenen Kategorien durch die zusammenfassende qualitative Inhaltsanalyse nach Mayring

Um eine volle Zuordnung der Relata zu Korrelationen, die in dieser Abbildung lediglich skizziert sind, erreichen zu können, bedarf es anderer Methodologien als der zusammenfassenden Inhaltsanalyse. Das Hauptaugenmerk wird dabei auf Relationen gelegt werden müssen, wie sie in der phänomenologischen Hermeneutik und in Feldtheorien üblich sind. Insofern versteht sich die bildliche Darstellung der internen Zusammenhänge der 14 Kategorien an dieser Stelle lediglich als Ausgangspunkt für weitere Forschungen.

6.4 Limitationen der Studie

Eine deskriptive Studie auf der Basis eines qualitativen Forschungsdesigns besitzt generell eine sehr geringe externe Validität. Die Generalisierbarkeit der

Ergebnisse ist daher mit Vorsicht zu betrachten und sollte nur auf solche Ergebnisse angewendet werden, bei denen eine Triangulation mit anderen Daten das entsprechende Ergebnis bestätigt hat. In dieser Studie habe ich mich daher auf die Aufgabe beschränkt, die aus dem Datenmaterial gewonnen Erkenntnisse klar zu beschreiben. Dort, wo die Daten mit dem größeren Forschungshintergrund in Beziehung gestellt wurden, habe ich offen auf die Grenzen der gewonnenen Resultate hingewiesen.

An und für sich ist die qualitative Methodologie der korrekte Weg, um ein neues Forschungsfeld zu öffnen und komplexe Interventionen zu untersuchen; dies wird auch vom MRC Framework for Design and Evaluation of Complex Interventions in Health Care postuliert (Campbell, Fitzpatrick et al. 2000).

Der Bereich der Stichprobengröße in der qualitativen Forschung ist ein kompliziertes Thema. Einerseits kann ein einziges Tiefeninterview so ergiebige Daten liefern, dass die Sättigungsgrenze bereits erreicht wird, andererseits besteht in kleinen Stichproben die Gefahr der unzureichenden Informationsmenge. Die vorliegende Untersuchung basiert auf fünf Tiefeninterviews mit einer Durchschnittsdauer von 83 Minuten.

Aufgrund zeitlicher Vorgaben des Projektes konnte der Aspekt der Datensättigung bei der Festlegung der Stichprobengröße und dem Ende der Interviewphase nicht berücksichtigt werden (Popay, Rogers et al. 1998; Tong, Sainsbury et al. 2007).

Eine kritische Überprüfung meiner Methodologie zeigt, dass die Transkripte und Ergebnisse nicht den Patienten zur Bestätigung oder Kommentierung übermittelt wurden. Diese als „Participant Checking" bezeichnete Teilnehmerkontrolle wird üblicherweise als sinnvoll angesehen, um die Aussagekraft und Qualität der Ergebnisse zu stärken (Fossey, Harvey et al. 2002; Jootun, McGhee et al. 2009). Eine weiterführende Diskussion zur Thematik von Gütekriterien in der qualitativen Inhaltsanalyse wird durch Frau Ramsenthaler im vorhergehenden Beitrag ausgeführt und von Martin W. Schnell wissenschaftstheoretisch im einführenden Kapitel reflektiert.

Teilnehmerverlust infolge von Ableben ist ein in der Palliativforschung nicht wirklich vermeidbares Phänomen (Jordhoy, Kaasa et al. 1999; Hudson, Aranda et al. 2001). Im vorliegenden Fall verstarben 8 von 13 Teilnehmern nach der Seminarmitwirkung und vor den geplanten Interviews. Dies ist teilweise auf die durch das Genehmigungsverfahren der Ethikkommission verursachte Verzögerung zurückzuführen, was für zukünftige Forschungsvorhaben in Betracht gezogen werden sollte.

7. Schlussfolgerungen

Die Forschungsfrage der vorliegenden Studie lautete wie folgt:
Wie erleben und erfahren Palliativpatienten, die nach informierter Zustimmung an einem Seminar über Kommunikation mit Sterbenden mitwirken, die Begegnungen mit Medizinstudierenden?

Die folgenden Schlussfolgerungen stellen eine Zusammenfassung der Antworten dieser Untersuchung auf die Forschungsfrage dar. Dabei ist zu beachten, dass sich die Schlussfolgerungen auf die befragte Stichprobe beziehen und nicht als Generalisierung der Ergebnisse gedacht sind.

- Palliativpatienten schätzen die Möglichkeit an Begegnungen mit Studierenden teilzunehmen.
- Palliativpatienten, die sich für 1:1-Begegnungen mit Studierenden bereit erklärt haben, sind auch bereit, offen die emotionalen Aspekte ihrer Situation zu besprechen.
- Palliativpatienten, die an einem Kommunikationsseminar teilnehmen, möchten, dass man ihnen Fragen stellt, ihnen aktiv zuhört, dass ihrem Erzählen Raum und Zeit geschenkt wird, und erwarten aktive Beteiligung von Seiten der Studierenden.
- Palliativpatienten haben ein Bedürfnis nach offener Kommunikation und sind sich bewusst, dass die Studierenden als Lernende in die Begegnung kommen. Ihnen ist klar, dass es den Medizinstudierenden üblicherweise an Erfahrung in der Kommunikation mit Schwerkranken mangelt, daher begegnen sie vorkommenden Fehlern von Studierenden während der Gespräche mit Toleranz und Geduld.
- Das Seminar „Kommunikation mit Sterbenden" erweist sich als Plattform für intensive Begegnungen, die zu Gefühlen tiefer Verbundenheit zwischen Patienten und Studierenden führen können.
- Das Seminar „Kommunikation mit Sterbenden" wird von den mitwirkenden Patienten als wertvolle Erfahrung erachtet, die anderen Patienten in einer vergleichbaren Situation empfohlen wird.

Literatur

Addington-Hall, B. et al. (2007): *Research Methods in Palliative Care*, OXFORD University Press.
Adriaansen, M./ van Achterberg, T. (2008): The content and effects of palliative care courses for nurses: a literature review. Int J Nurs Stud **45** (3): 471-485.
Ainsworth, M. A. et al. (1991): Standardized patient encounters. A method for teaching and evaluation. JAMA **266** (10): 1390-1396.

Altheide, D. L. (1996): Qualitative media analysis. Qualitative Research Methods. Thousand Oaks Sage.
Anderson, F. et al. (1996): *Palliative performance scale (PPS): a new tool.* J Palliat Care **12** (1): 5-11.
Azoulay, E. et al. (2001): Meeting the needs of intensive care unit patient families: a multicenter study. Am J Respir Crit Care Med **163** (1): 135-139.
Back, A. L. et al. (2008): *Communication about cancer near the end of life.* Cancer **113** (7 Suppl): 1897-1910.
Ballstaedt, S.-P. et al. (1981): *Texte verstehen, Texte gestalten.* München, Urban & Schwarzenberg.
Barrows, H. S. (1993): An overview of the uses of standardized patients for teaching and evaluating clinical skills. AAMC. Acad Med **68** (6): 443-451; discussion 451-443.
Bauer, J. et al. (1998): Lebenslaufuntersuchungen bei Alzheimer-Patienten: Qualitative Inhaltsanalyse prämorbider Entwicklungsprozesse. In: Kruse, A. (1998): Psychosoziale Gerontologie. Göttingen.
Bickel-Swenson, D. (2007): End-of-life training in U.S. medical schools: a systematic literature review. J Palliat Med **10** (1): 229-235.
Bleib-Gesund-Stiftung. (2009): *Oskar-Kuhn-Preis 2009.* Retrieved 12.12., 2009, from http://www.oskar-kuhn-preis.de/oskar-kuhn-preis/preistraeger/.
Block, S. D.,/ Billings J. A. (2005): *Learning from the Dying.* N Engl J Med **353** (13).
Bradburn, J./ Maher, J. (2005): User and carer participation in research in palliative care. Palliat Med **19** (2): 91-92.
Bradshaw, J. (1994): The contextualisation and measurement of need: a social policy perspective. In: Popay J./ Williams G. (1994): Researching the People's Health. London.
Bryman, A. (1988): Quantity and Quality in Social Research. London.
Bucka-Lassen, E. (2005): Das schwere Gespräch: Einschneidende Diagnosen menschlich vermitteln. Deutscher Ärzteverlag. Köln.
Bundesärztekammer, D. (2004): *Kursbuch Palliativmedizin.* Retrieved 03.10.2008, 2008, from http://www.dgpalliativmedizin.de/pdf/fachkompetenz/WB%20Kursbuch%20Palliativmedizin%20(Stand%2041126).pdf.
Buss, M. K. et al. (2008): Patient/Caregiver influences for declining participation in supportive oncology trials. J Support Oncol **6** (4): 168-174.
Campbell, M. et al. (2000): Framework for design and evaluation of complex interventions to improve health. BMJ **321** (7262): 694-696.
Campbell, M. K. et al. (2007): Recruitment to randomised trials: strategies for trial enrollment and participation study. The STEPS study. Health Technol Assess **11** (48): iii, ix-105.
Casarett, D. J. et al. (2003): *Ethical challenges of palliative care research.*J Pain Symptom Manage **25** (4): S3-5.
Charlton, R./ Currie A. (2008): A UK perspective on worldwide inadequacies in palliative care training: a short postgraduate course is proposed. Am J Hosp Palliat Care **25** (1): 63-71.
Cohen, R. et al. (1990): Reliability and validity of the objective structured clinical examination in assessing surgical residents. Am J Surg **160** (3): 302-305.
Cowell, D. D., C. Farrell, et al. (2002): Management of terminal illness: a medical school-hospice partnership model to teach medical students about end-of-life care. Acad Psychiatry **26** (2): 76-81.
Dawkins, L. et al. (2000): A randomized trial of winged Vialon cannulae and metal butterfly needles. Int J Palliat Nurs **6** (3): 110-116.
Dean, R. A./ McClement, S. E. (2002): *Palliative care research: methodological and ethical challenges.* Int J Palliat Nurs **8** (8): 376-380.
Denzin, N./ Licoin, Y. (2000): *Handbook of Qualitative Research.* SAGE Publications Ltd. London

Detmar, S. B. et al. (2001): The patient-physician relationship. Patient-physician communication during outpatient palliative treatment visits: an observational study. JAMA **285** (10): 1351-1357.
DGP (2009): *Anerkennungspreis der Deutschen Gesellschaft für Palliativmedizin.* from http://www.dgpalliativmedizin.de/index2.html.
DGP. (2009): *Bundestags-Drucksache 16/13428* vom 17.6.2009. Retrieved 12.12.2009, 2009, from Bundestags-Drucksache 16/13428 vom 17.6.2009.
DGP, D. G. f. P. e. V. (2003): *Grundlagen der Palliativmedizin - Gegenstandskatalog und Lernziele für Studierende der Medizin.* Retrieved 03.10.2008, 2008, from http://www.dgpalliativmedizin.de/pdf/ag/AG%20AFW%20Curriculum%20fuer%20Studierende.PDF.
Doyal, L./ Gough, I. (1991): *A theory of human need.* London.
EAPC. (2007): Curriculum in Palliative Care for Undergraduate Medical Education - Recommendations of the European Association for Palliative Care. Retrieved 03.10.2008, 2008, from http://www.eapcnet.org/download/forTaskforces/PhysiciansTF/PC-Curr-UndergraduateMedEdu.pdf.
Elsner, F. et al. (2006): Patients as Teacher - First Experiences with Patients as Teachers in Palliative Medicine for Undergraduate Medical Education. Z Palliativmedizin **7**: 131-135.
Emanuel, E. J. et al. (2004): Talking with terminally ill patients and their caregivers about death, dying, and bereavement: is it stressful? Is it helpful? Arch Intern Med **164** (18): 1999-2004.
Epstein, R. M. (2002): *The costs of making practice more cost-effective.* JAMA **287** (13): 1648-1649; author reply 1649-1650.
Epstein, R. M. (2007): *Assessment in medical education.* N Engl J Med **356** (4): 387-396.
Epstein, R. M. et al. (2005): *Patient-centered communication and diagnostic testing.* Ann Fam Med **3** (5): 415-421.
Evans, J. G. (1997): *Ethical problems of futile research.* J Med Ethics **23** (1): 5-6.
Fallowfield, L. et al. (2002): Efficacy of a Cancer Research UK communication skills training model for oncologists: a randomised controlled trial. Lancet **359** (9307): 650-656.
Fallowfield, L. et al. (2003): Enduring impact of communication skills training: results of a 12-month follow-up. Br J Cancer **89** (8): 1445-1449.
Fine, P. G. (2003): Maximizing benefits and minimizing risks in palliative care research that involves patients near the end of life. J Pain Symptom Manage **25** (4): S53-62.
Fiscella, K. et al. (2007): Ratings of physician communication by real and standardized patients. Ann Fam Med **5** (2): 151-158.
Fossey, E. et al. (2002): *Understanding and evaluating qualitative research.* Aust N Z J Psychiatry **36** (6): 717-732.
Fraser, H. C. et al. (2001): Senior medical students' perceptions of the adequacy of education on end-of-life issues. J Palliat Med **4** (3): 337-343.
Ginsburg, S. et al. (2004): Basing the evaluation of professionalism on observable behaviors: a cautionary tale. Acad Med **79** (10 Suppl): S1-4.
Götze, H. et al. (2010): Mutual Communication is Often Lacking - Interviews with Professional Care Givers on Ambulatory Palliative Care. Gesundheitswesen 72 (11): e60-64.
Grunfeld, E. et al. (2008): Do available questionnaires measure the communication factors that patients and families consider important at end of life? J Clin Oncol **26** (23): 3874-3878.
Gysels, M., C. Shipman, et al. (2008): "I will do it if it will help others:" motivations among patients taking part in qualitative studies in palliative care. J Pain Symptom Manage **35** (4): 347-355.
Gysels, M. et al. (2008): Is the qualitative research interview an acceptable medium for research with palliative care patients and carers? BMC Med Ethics **9**: 7.
Hammersley, M./ Atkinson P. (1995): *Ethnography; Principles in Practice.* London.

Harden, G. (1979): Asssessment of clinical competence using ab objective structured clinical examination (OSCE). Medical Education **1** (13): 39-54.
Heyland, D. K. et al. (2005): End-of-life care in acute care hospitals in Canada: a quality finish? J Palliat Care **21** (3): 142-150.
Heyland, D. K., J. V. Lavery, et al. (2000): Dying in Canada: is it an institutionalized, technologically supported experience? J Palliat Care **16 Suppl**: S10-16.
Higginson, I. J. et al. (2003): Is there evidence that palliative care teams alter end-of-life experiences of patients and their caregivers? J Pain Symptom Manage **25** (2): 150-168.
Howe, A. (2002): Developing professional attitudes in training: report from the AMEE Berlin professional development workshop group. Med Teach **24** (2): 208-209.
Howe, A. (2003): Twelve tips for developing professional attitudes in training. Med Teach **25** (5): 485-487.
Hudson, P. et al. (2001): Randomized controlled trials in palliative care: overcoming the obstacles. Int J Palliat Nurs **7** (9): 427-434.
Hudson, P. L. et al. (2005): A psycho-educational intervention for family caregivers of patients receiving palliative care: a randomized controlled trial. J Pain Symptom Manage **30** (4): 329-341.
Jonen-Thielemann I. (2000): *Die letzte Lebenszeit unheilbar Kranker - Definition von Phasen.* Kongress der Deutschen Gesellschaft für Palliativmedizin. **M1.1**.
Jootun, D. et al. (2009): Reflexivity: promoting rigour in qualitative research. Nurs Stand **23** (23): 42-46.
Jordhoy, M. S. et al. (1999): Challenges in palliative care research; recruitment, attrition and compliance: experience from a randomized controlled trial. Palliat Med **13** (4): 299-310.
Jurkat, H. B. et al. (2003): *[Conflict experience of physicians in hospitals].* Z Psychosom Med Psychother **49** (3): 213-231.
Kendall, M. et al. (2007): Key challenges and ways forward in researching the "good death": qualitative in-depth interview and focus group study. BMJ **334** (7592): 521.
Kern, D. (1998): Curriculum development for medical education: a six step approach. Baltimore, London.
Kiessling, C. et al. (2008): Basel Consensus Statement "Communicative and Social Competencies in Medical Educatin": A Postion Paper of the GMA Committee Communicative and Social Competencies. GMS Zeitschrift für Medizinische Ausbildung **25** (2): 1-7.
Klein, S. et al. (1999): The effects of the participation of patients with cancer in teaching communication skills to medical undergraduates: a randomised study with follow-up after 2 years. Eur J Cancer **35** (10): 1448-1456.
Koropchak, C. M. et al. (2006): Studying communication in oncologist-patient encounters: the SCOPE Trial. Palliat Med **20** (8): 813-819.
Kravitz, R. L., et al. (2005): Influence of patients' requests for direct-to-consumer advertised antidepressants: a randomized controlled trial. JAMA **293** (16): 1995-2002.
Kübler-Ross, E. (1997): *On Death and Dying.* New York.
Kurtz, S. (2004): Teaching and Learning Communication Skills in Medicine. Abingdon, Oxon.
Kurtz, S. M./ Silverman, J. D. (1996): The Calgary-Cambridge Referenced Observation Guides: an aid to defining the curriculum and organizing the teaching in communication training programmes. Med Educ **30** (2): 83-89.
Kurtz S. et al. (1998): Teaching and Learning Communication Skills in Medicine. Oxford.
Langer, W. (2000): *Methoden der empirischen Sozialforschung.* Vorlesungsdokumentation Sommersemester 2000.
Layder, D. (1993): New Strategies in Social Research. Cambridge.
Leach, D. C. (2002): Building and assessing competence: the potential for evidence-based graduate medical education. Qual Manag Health Care **11** (1): 39-44.

Leach, D. C. (2002): *Competence is a habit.* JAMA **287** (2): 243-244.
Lloyd-Williams, M./ MacLeod, R. D. (2004): A systematic review of teaching and learning in palliative care within the medical undergraduate curriculum. Med Teach **26** (8): 683-690.
Makoul, G. (2001): The SEGUE Framework for teaching and assessing communication skills. Patient Educ Couns **45** (1): 23-34.
Martin-Moreno, J. et al., (2008): *Palliative Care in the European Union.* European Parliament. Brüssel.
Mayring, P. (2008): Qualitative Inhaltsanalyse. Grundlagen und Techniken. Weinheim.
Mayring, P. (2000): *Qualitative Content Analysis.* FQS: Forum Qualitative Social Research **1** (2).
McWhinney, I. R. et al. (1994): Evaluation of a palliative care service: problems and pitfalls. BMJ **309** (6965): 1340-1342.
Merrell, J./ Williams, A. (1994): Participant observation and informed consent: relationships and tactical decision-making in nursing research. Nurs Ethics **1** (3): 163-172.
Mitzkat, S., et al. (2006): Die Integrierten Curricula der Medizinerausbildung an der Universität Witten/Herdecke. GMS Z Med Ausbild **1** (04).
Norcini, J./ Boulet, J. (2003): Methodological issues in the use of standardized patients for assessment. Teach Learn Med **15** (4): 293-297.
Norman, G. (2002): The long case versus objective structured clinical examinations. BMJ **324** (7340): 748-749.
Oddi, L. F./ Cassidy, V. R. (1998): The message of SUPPORT: Study to Understand Prognosis and Preferences for Outcomes and Risks of Treatment. Change is long overdue. J Prof Nurs **14** (3): 165-174.
Perkins, P. et al. (2008): What are patients' priorities for palliative care research? a questionnaire study. Palliat Med **22** (1): 7-12.
Popay, J. et al. (1998): Rationale and standards for the systematic review of qualitative literature in health services research. Qual Health Res **8** (3): 341-351.
Porter-Williamson, K. et al. (2004): Improving knowledge in palliative medicine with a required hospice rotation for third-year medical students. Acad Med **79** (8): 777-782.
Ram, P. et al. (1999): Assessment of general practitioners by video observation of communicative and medical performance in daily practice: issues of validity, reliability and feasibility. Med Educ **33** (6): 447-454.
Rhodes-Kropf J. et al. (2005): "This is just too awful; I just can't believe I experienced that...": medical students' reactions to their "most memorable" patient death. Acad Med. **80** (7): 634-640.
Ritchie, J./ Lewis, J. (2003): Qualitative Research Practice - A guide for Social Science Students and Researchers. London.
Ritchie, J./ Spencer L. (1993): Qualitative data analysis for applied policy and research. In: Bryman, A. B., London, R. (1993): Researching Social Life. New York.
Ross, D. D. et al. (1999): Required training in hospice and palliative care at the University of Maryland School of Medicine. J Cancer Educ **14** (3): 132-136.
Ross, D. D. et al. (1997): Hospice and palliative care education in medical school: a module on the role of the physician in end-of-life care. J Cancer Educ **12** (3): 152-156.
Roter, D. L. (2003): Observations on methodological and measurement challenges in the assessment of communication during medical exchanges. Patient Educ Couns **50** (1): 17-21.
Roter, D. L. et al. (2006): The expression of emotion through nonverbal behavior in medical visits. Mechanisms and outcomes. J Gen Intern Med **21 Suppl 1**: S28-34.
Schag, C. C. et al. (1984): Karnofsky performance status revisited: reliability, validity, and guidelines. J Clin Oncol **2** (3): 187-193.
Schnell, M. W. (2008): *Ethik als Schutzbereich.* Bern.
Schnell, M. W. (2009): Das Lebensende im Zeichen der Patientenverfügung. Bern.

Schnell, M. W. (2012): *Ethik am Lebensende.* In: Schnell, M. W./Schulz, Chr. (2012): *Basiswissen Palliativmedizin.* Heidelberg.
Schulz, C. et al. (2009): How to evaluate the communication skills of palliative care professionals. EJPC **16** (5).
Schulz, C. et al. (2009): *Communication with the dying patient.* 11th Congress EAPC. Vienna.
Schulz, C. et al. (2012): How to develop an evidence-based curriculum in undergraduate palliative care education: a phase II exploratory trial for a complex intervention (in review). BMC Medical Education.
Schulz, C. et al. (2007): *Bringing students forward to palliative care - implementation and evaluation of an integrated palliative care curriculum.* Congress of the European Association for Palliative Care. Budapest, Hungary, Institut für Ethik und Kommunikation im Gesundheitswesen (IEKG).
Schulz, C. et al. (2008): Kommunikation mit Sterbenden - Beschreibung eines Seminars aus der palliativmedizinischen Ausbildung der Universität Witten/Herdecke. 7. Kongress der Deutschen Gesellschaft für Palliativmedizin. Wiesbaden, Institut für Ethik und Kommunikation im Gesundheitswesen (IEKG).
Shipman, C. et al. (2008): The views of patients with advanced cancer regarding participation in serial questionnaire studies. Palliat Med **22** (8): 913-920.
Simpson, D. et al. (2006): Objective Structured Video Examinations (OSVEs) for geriatrics education. Gerontol Geriatr Educ **26** (4): 7-24.
Singer, P. A., D. K. Martin, et al. (1999): *Quality end-of-life care: patients' perspectives.* JAMA **281** (2): 163-168.
Steen, P. D. et al. (1999): An introductory hospice experience for third-year medical students. J Cancer Educ **14** (3): 140-143.
Steinhauser, K. E. et al. (2000): Factors considered important at the end of life by patients, family, physicians, and other care providers. JAMA **284** (19): 2476-2482.
Stewart, M. A. (1995): Effective physician-patient communication and health outcomes: a review. CMAJ **152** (9): 1423-1433.
Stiefel, F. et al. (2006): *Communication skills training in oncology: it works!* Recent Results Cancer Res **168**: 113-119.
SUPPORT (1995): A controlled trial to improve care for seriously ill hospitalized patients. The study to understand prognoses and preferences for outcomes and risks of treatments (SUPPORT). The SUPPORT Principal Investigators. JAMA **274** (20): 1591-1598.
Tamblyn, R. et al. (1998): Association between licensing examination scores and resource use and quality of care in primary care practice. JAMA **280** (11): 989-996.
Tamblyn, R. et al. (2002): Association between licensure examination scores and practice in primary care. JAMA **288** (23): 3019-3026.
Tamblyn, R. M. (1998): Use of standardized patients in the assessment of medical practice. CMAJ **158** (2): 205-207.
Terry, W. et al. (2006): *Hospice patients' views on research in palliative care.* Intern Med J **36** (7): 406-413.
Tong, A. et al. (2007): Consolidated criteria for reporting qualitative research (COREQ): a 32-items checklist for interviews and focus groups. Int J Qual Health Care **19** (6): 349-357.
Wass, V. et al. (2001): *Assessment of clinical competence.* Lancet **357** (9260): 945-949.
Whelan, P. J. et al. (2009): The utility of the Mini-Mental State Examination in guiding assessment of capacity to consent to research. Int Psychogeriatr **21** (2): 338-344.
WHO. (2010): *Definition of Palliative Care.* Retrieved 12.12.2009, 2009, from http://www.who.int/cancer/palliative/definition/en/.

Williams, C. J. et al. (2006): Interest in research participation among hospice patients, caregivers, and ambulatory senior citizens: practical barriers or ethical constraints?" J Palliat Med **9** (4): 968-974.
Workman, S. (2007): *Researching a good death.* BMJ **334** (7592): 485-486.
Workman, S. R. (2003): In search of a good death: Doctors need to know when and how to say die. BMJ **327** (7408): 221.
Wright, D. et al. (2006): Listening to the views of people affected by cancer about cancer research: an example of participatory research in setting the cancer research agenda. Health Expect **9** (1): 3-12.

Anhang

Interviewleitfaden

Gespräche zwischen Palliativpatienten und Medizinstudierenden im Rahmen eines Seminars über Kommunikation am Lebensende: eine qualitative Untersuchung über Einblicke in die Erlebniswelt von Patienten.

Ziele

- Ein besseres Verständnis der Vulnerabilität von Patienten im Rahmen ihrer Mitwirkung an Seminaren für Medizinstudierende über Kommunikation am Lebensende erlangen;
- Einblick in die Patientenperspektive über die Kommunikation zwischen Patient und Studierendem gewinnen;
- Ein Verständnis über die Selbstwahrnehmung von Patienten erlangen, die an Kommunikationsseminaren für Studierende mitwirken;
- Kenntnis darüber erlangen, welche Inhalte Patienten in der zukünftigen Kommunikationsausbildung für wichtig erachten und welche Vorschläge sie machen;
- Kenntnis über die Wahrnehmung der Patienten bzgl. des Werts des Seminars erlangen;

Einleitung

- Das Institut XYZ und Kooperationspartner vorstellen;
- Informieren, dass die Interviewsitzungen audiotechnisch aufgezeichnet und vertraulich behandelt werden;
- Informieren, dass die Zustimmung zur Teilnahme jederzeit und ohne Auswirkung auf ihre Behandlung und Gesundheitsversorgung zurückgezogen werden kann;

- Über den Zeitfaktor informieren;

Übersicht über die Themen
1. Gegenwärtige Situation
2. Vorgeschichte bzgl. Kontakt mit Ärzten, Pflegepersonen und Studierenden
3. Kontakte des Patienten mit Ärzten/Pflegepersonen/Studierenden
4. Wahrnehmung des Seminars „Kommunikation mit Sterbenden"
5. Patienten als Lehrende
6. Perspektive und Vorschläge

1 Gegenwärtige Situation	
- Alter - Grund für gegenwärtigen Krankenhausaufenthalt - Was, finden Sie, sollte man über Sie als Person wissen? - Kenntnis über und Verständnis der eigenen Diagnose	
2 Vorgeschichte bzgl. Kontakt mit Ärzten, Pflegepersonen und Studierenden	
- Den Patienten ermutigen, detailliert über wichtige Ereignisse/Krankheitsepisoden, die als bedeutender Kontakt in Erinnerung geblieben sind, zu sprechen. Jede dieser Episoden sollte mit Hilfe von Abschnitt 3 genau besprochen werden. - In der Kindheit - Eigene Therapie oder Besuch von Familie/Freunden - In der Jugend - Als junge Erwachsene - Als Erwachsene - In den letzten 10 Jahren - BBN (wann, wer, wie)	
3 Kontakte des Patienten mit Ärzten/ Pflegepersonen/ Studierenden	

- Mit Hilfe dieses Abschnittes soll jede oben erwähnte spezifische Situation detailliert besprochen werden. Falls es zu Kontakten mit Studierenden gekommen ist, auf diese Kontakte konzentrieren - Ursache - Art und Weise - Gefühle - Resultat / Wirkung auf Patienten - Bewältigungsstrategien (wie, wer half, formelle Hilfe)
4 Wahrnehmung des Seminars „Kommunikation mit Sterbenden"
- Mit Hilfe dieses Abschnitts soll besprochen werden, was der Patient über seine Mitwirkung am Seminar zu sagen hat - Erwartungen - Sorgen, Ängste - Empfehlungen - Fazit
5 Patienten als Lehrende
6 Perspektive und Vorschläge

7 Abschluss	
- Den Patienten über das bevorstehende Ende des Interviews informieren, oder diesen Abschnitt anwenden, <u>falls der Patient signalisiert</u>, dass das Gespräch zu Ende geht. - Auf das bevorstehende Gesprächsende hinweisen; - Fragen, ob der Patient noch irgendetwas erwähnen oder ansprechen möchte, was ihm noch am Herzen liegt (auf direkten Augenkontakt achten, durch Körpersprache Aufmerksamkeit und Bereitschaft zum Zuhören signalisieren) - Erneut auf Datenschutz hinweisen, versichern dass alle Informationen vertraulich behandelt werden; - Dankbarkeit und Wertschätzung für die Zeit, die Mühe und die aus dem Gespräch resultierende emotionale Belastung ausdrücken - Nachbetreuung durch das Klinische Institut für Psychosomatische Medizin und Psychotherapie anbieten - Visitenkarte für allfällige Fragen überreichen - Augenkontakt herstellen und zum Abschied Hand schütteln (falls zutreffend und keine anderen Signale dagegen sprechen)	

Ein bearbeitetes Originalinterview aus der vorliegenden Untersuchung als Beispiel für die Anwendung der qualitativen Inhaltsanalyse

Transkript Nr. 1

Das folgende Interview ist in seiner Originallänge transkribiert und dargestellt. Alle Passagen, die nicht im direkten Zusammenhang mit der Forschungsfrage standen, wurden im ersten Bearbeitungsschritt durchgestrichen. Weitere Einteilung der kleinsten Kodiereinheit sind noch nicht vorgenommen. Alle Namen und Ortsangaben wurden entfernt.

~~I: Frau [XX] ich möchte vor allem zunächst mal als aller erstes Ihnen noch mal erklären, dass es sich um ein ähm Untersuchung handelt, bei der wir vom Institut für Ethik und Kommunikation im Gesundheitswesen von der Uni Witten/ Herdecke ein Seminar untersuchen, ein Seminar das Studenten bekommen in ihrer Medizineraus-~~

T1: das ist noch da ja das ist noch nicht so weg ja also wie gesagt wenn

I: Wie ist denn das für Sie?

T1: Wie ist das für mich? Für mich ist das so das permanent noch was Neues dazu kommt das ist das was mich madig macht jetzt ich habe ja ein herzkrankes Kind gehabt das ist jetzt nicht mehr herzkrank, das ist behoben und jetzt kriege ich morgen so eine Untersuchung gemacht man will am Herzen hinterm Herzen gucken was weiß ich nicht weil die man sagt oder die Ärzte sagen, dass eine Mutter die ein herzkrankes Kind zur Welt gebracht hat auch was am Herzen hat aber ich sage mir wenn ich das alles überstanden habe kann das gar nicht so schlimm sein Jetzt allein von der körperlichen Anstrengung von der Herzanstrengung von was weiß ich nicht, das kann überhaupt nicht so doll sein also eigentlich bin ich der Meinung die können sich das sparen

I: sie müssen lächeln

T1: aber die wollen nicht, die wollen sich das nicht sparen. Die wollen das machen nur ich habe gesagt ich mache das nur, wenn ich diesen blöden Schlauch schlucken muss wenn ich nichts merke sonst mache ich das nicht

I: mhm mit wem haben Sie denn darüber gesprochen?

T1: mit dem Stationsarzt, weil der Kardiologe nicht da ist der ist krank

I: Können Sie sich an das Gespräch erinnern?

T1: ja .. ich habe ihn gefragt ob ich narkotisiert werde oder nicht ob ich was merke oder nicht da hat er gesagt wenn ich was merken sollte eine leichte Narkose würde ich bekommen, sollte ich den Arm heben ich sage dann mache ich das nicht nur wenn ich gar nichts merke und sonst mache ich es nicht und dann hat er gesagt ok dann solle ich dem Kardiologen das sagen dann macht er das so ich sage wehe wenn nicht

I: Was hatten Sie denn für einen Eindruck in dem Gespräch?

T1: positiven also ich hatte nicht den Eindruck, dass er mir was vom Märchenwald erzählt also das es schon machbar ist

I: mhm

T1: also den Eindruck hatte ich schon

I: Können Sie sich konkret vorstellen woran das lag?

T1: er hat gegrinst wie ein Honigkuchenpferd (lacht)

I: (lacht)

T1: ich sage das jetzt mal so weil das so ist er hat nur gegrinst wirklich bis da oben hin (lachend) hat er gelacht nur ich sage wehe wenn nicht doch sagte er bestimmt

Der Patient am Lebensende

I: Was hat das Gespräch denn positiv gemacht?

TI: das ich keinen Bammel davor habe ich habe schon ein bisschen Bedenken nicht, dass da jetzt was ist oder was dramatisches ist weil ich kann es mir objektiv nicht vorstellen weil dann hätte was kommen müssen in der ganzen Zeit wo ich da unten gelegen habe

I: auf der wo denn?

TI: da auf der Pflegestation (irgendwas zischt im Hintergrund) Entschuldigung beziehungsweise auf der Intensiv da hätte einfach mehr mehr negativ raus kommen müssen noch mehr (Husten im Hintergrund) was weiß ich ja noch mehr medizinisches sage ich jetzt mal ach so und dann ist inzwischen dann habe ich noch ein MRT bekommen zwischendurch und da hat man festgestellt, dass ich noch zwei Schlaganfälle hatte

I: mhm

TI: aber die ähm nicht neueren Datums sind also drei kleinere im Grunde

I: was denken Sie denn darüber?

TI: gar nichts

I: gar nichts?

TI: nee nee ich denke da gar nicht so richtig ich denke da auch nicht negativ drüber ich weiß auch nicht weil ich kann laufen ich kann sitzen ich komme nur nicht hoch und ich kann den Kopf nur ab einem gewissen Winkel hoch heben aber ich denke mit Training geht das was denke ich darüber eigentlich nee ... ich will mir da auch keine so negativen Gedanken machen ich will das auch nicht ... weil das bringt mir nichts wenn ich jetzt nur negativ denke und denke oh Gott schon wieder so ein Schlaganfall was man über Schlaganfälle hört die Leute die können nicht mehr reden sprechen konnte ich anfänglich auch nicht also zu Anfangs wo ich aus dem Koma gekommen bin ich konnte nicht sprechen meinen linken Arm kaum bewegen es kam also auch noch hinzu und dann konnte ich später nur sprechen ich hatte so irgend so ein Loch da und dann haben die mir später noch pff weiß nicht nach einer Zeit x so einen Stöpsel drauf gemacht und dann konnte ich mit diesem Stöpsel konnte ich dann sprechen

I: mhm

TI: das ich nenne das jetzt mal Stöpsel

I: ja

TI: das war wie so ein ja wie ein Stöpsel halt und das haben sie drauf gemacht aber das wurde anfangs immer nur für ein paar Stunden drauf gemacht später dann mal für zwei Tage und so hat sich das immer weiter gesteigert

I: in dieser Zeit in der Sie

T1: aber ich konnte ich konnte Entschuldigung ich konnte ähh bestimmt schreiben konnte ich auch kaum wir haben dann versucht zu kommunizieren mit einem großen Block und einem dicken Stift weil ich das auch nur so halten konnte ... ja das war alles schon damals der Anfang war schon ein bisschen ... nicht erschreckend aber der war so ein bisschen soll ich sagen fassungslos? irgendwie was ist jetzt passiert damit habe ich nicht gerechnet

I: fassungslos

T1: ja wieso kann mir das passieren in dem Alter ... und dann hat man mir gesagt, das käme durch ähm durch diesen Hirnschlag hatte ich ja noch nicht ich hatte ja lediglich ähh ähm na ... also ich weiß nicht was das war auf jeden Fall keinen Hirnschlag die Aorta ist geplatzt

I: mhm

T1: was auch immer das auswirkt, dass das dann solche Maßnahmen nach sich zieht ich weiß es nicht

I: welche Maßnahmen meinen Sie?

T1: ja dass ich nicht sprechen kann

I: mhm

T1: und kaum den Stift halten kann dass ich ja gar nicht laufen gar nicht ... das diese ganzen Dinge diese ganzen Dinge, die alltäglich sind die sich ja automatisiert haben auch irgendwo im Säuglingsalter das die einfach weg sind

I: wenn Sie an diese Zeit zurückdenken können Sie sich an Gespräche mit Ärzten erinnern?

T1: ... ja ... das waren Gespräche wie ... das wird wieder also es wird nicht so bleiben das man das wieder auf die Reihe bekommt das jetzt nicht konkret wie weit auf die Reihe also das natürlich nicht aber das, das das wieder das man das wieder hinkriegt, dass es nicht so bleibt auf jeden Fall dessen sind sie sich sicher das man ähm da waren sie sehr überzeugt von haben auch sehr viel gemacht muss ich ganz ehrlich sagen sehr viel ...

I: Ich merke, dass Sie jetzt betroffen sind Frau [XX]

T1: ja das ist einfach ... das wird noch eine lange Zeit ... man bemüht sich aber es geht halt auch zu Hause so unter sagen wir mal dann kann man wieder laufen plötzlich geht es wieder nicht ... warum auch immer ich weiß es nicht (Stimme zittrig, weint)

I: was bedeutet das für Sie?

T1: (schnieft) jeder Schlag ... das bedeutet einfach Rückschritt jeder Schlag die ganze Mühe umsonst statt einfach weiterzukommen dieses Stück weiter kommen allein sich hinsetzen zu können das in der Reha kann das der Schritt einfach nicht kommt (Stimme zittrig , weint)

I: der Schritt kommt nicht ... habe ich Sie richtig verstanden, dass das Gefühl da ist

T1: ja der kommt einfach nicht ich weiß nicht warum ich kriege das einfach nicht hin das dieser letzte Schritt, dass ich das ich ich meine ich kann ein paar Schritte laufen, das reicht für die Reha wenn ich an der Hand laufen kann das reicht für die Reha wenn ich sitzen kann das reicht für die Reha wenn ich ... ahh sitzen Stück laufen ja bücken bis nach unten kommen das geht auch noch nicht so aber das ist nicht das dramatischste dies alleine hochkommen, dieses Aufstehen und dieser Kick der fehlt einfach und es ist man plagt sich ab und macht und tut nur Monate das sind ja nicht Wochen das sind ja Monate mittlerweile sind ja nicht gerade mal jetzt ich sage es sind jetzt 8Wochen oder 10 Wochen, ich bin jetzt seit Ende April Mai Mai glaube ich da ... (?00:20:20?) oder April ich weiß es gar nicht mehr ich habe überhaupt kein Zeitgefühl mehr mittlerweile

I: mhm

T1: das verschwindet dann auch so und dann auch so manchmal so Sachen die so verschwinden wenn ich dann nur wenn jemand was sagt ich denke hat er dir jetzt was gesagt oder hast du dir das eingebildet? das sind dann so so so und wenn es nur Kleinigkeiten sind oder auch (?00:20:53?) sagten Ärzte das hat der Arzt gesagt ne das ich dann denke was hat er jetzt konkret gesagt und dann frage ich aber noch (lauter) dann geh ich aber hin und frage nach weil ich einfach dann die Sicherheit haben will dass es nicht dement werde (lacht)

I: Sie lachen

T1: ja (lachend) ja das ist für mich so eine Sache ich denke das wäre ein bisschen arg früh (lachend)

I: Sie fragen dann nach, wenn Sie sich nicht mehr genau

T1: erinnern ja

I: erinnern

T1: ja

I: und wie ist das wenn Sie nachfragen?

T1: habe ich kein Problem mit habe ich überhaupt kein Problem mit so zu fragen was er noch mal gesagt hat ich habe das ob ich das richtig verstanden habe oder was das sage ich dann auch ich sage ich weiß jetzt überhaupt nicht, ob ich das richtig verstanden habe oder registriert habe oder was das sage ich auch dann also wenn mit so was habe ich kein Problem auch zu sagen ich habe das nicht verstanden habe ich das richtig verstanden oder was weiß ich nicht. also mit so was habe ich noch nie Probleme gehabt

I: Haben Sie Situationen erlebt Gespräche erlebt, die Sie als schwierig wahrgenommen haben die nicht geklappt haben

<noch nicht gehört dieser> ja habe ich noch nicht gehört tut mir leid, was soll ich dazu sagen

I: hat Sie wütend gemacht?

T1: wütend ist kein Ausdruck wobei ich und dann ist er hingegangen und hat nachdem ich so geschrieen habe damit ich die Station nicht ganz verängstige hat er nur das Ding da raus gezogen

I: (lacht)

T1: ja das fand ich also auch also sehr

I: der hat Ihnen können Sie das noch mal sagen was hat der gemacht?

T1: der hat mir ich hatte hier Drainagen drin

I: hier ist

T1: links und rechts

I: links und rechts am Hals

T1: so hatte ich irgendwelche Drainagen drin einmal die Drainage wo diese ganzen (?00:28:10?) da drin sind hier wo dieser ich habe immer gesagt unser Tannenbaum wo der Tannenbaum da drin ist und auf der anderen Seite war irgendwas anderes drin ich weiß es nicht was es war und dann hat er hier links also auf meiner linken Seite durch den Knochen also als am Knochen vorbei immer nur an Knochen und auf der anderen Seite durch Entschuldigung durch den Nerv durch und ich habe angefangen zu schreien hier weil es so weh tat ich habe nur geschrieen, der hat auch keinen Ton gesagt ich soll ruhig sein oder was

I: er hat gar nicht mit Ihnen gesprochen

T1: nein und dann habe ich nur wie gesagt ich habe nur geschrieen und dann boa habe ich gesagt ich konnte ja nicht sagen aufhören

I: (lacht)

T1: doch ich habe aufhören gesagt Stopp Stopp Stopp habe ich gerufen aufhören Stopp Stopp Stopp aber der hat überhaupt nicht reagiert weder kommunikativ noch dass er da eine Pause gemacht hat oder was und dann wie gesagt am nächsten und dann hat er das Ding raus gezogen nachdem ich so geschrieen habe

I: (hustet)

T1: wie gesagt, weil das war hier auf der Station wie ich beim ersten Mal hier oben lag und nee es war unten auf der Station unten war das gewesen und also auf dieser Pflegestation auf dieser 2 wo wo wo diese Bakterien ähm was weiß ich nicht wo man da diese Bakterien hat wo man da unten liegt

I: mhm

T1: und dann wie gesagt mit dem Nerv und dann habe ich noch weiter geschrieen die andere Seite dann gleich auch noch damit es richtig kommt was richtig gut getan hat und dann hat er den Stöpsel raus gezogen und danach habe ich nur gesagt am nächsten Tag wo er das Ding wieder da rein gemacht hat ob er das eigentlich nicht gemerkt hätte doch er hätte es gewusst, dass er da rein sticht ich sage und um Gottes Willen warum? ja das hält besser darauf hin habe ich gesagt *so eine konzentrierte Scheiße habe ich in meinem Leben noch nicht gehört (schnell und leise)*

I: (niest) *wir müssen beide lachen (lachend)* obwohl wir uns gerade was ganz ganz schreckliches anhören müssen

T1: ja es tut weh glauben Sie es mir es tut so was von weh das kann ich Ihnen überhaupt nicht beschreiben

I: Dieser Arzt

T1: aber mir hat mal Entschuldigung

I: mhm

T1: mir hat mal ein älterer Mann gesagt wir haben seinen 75igsten Geburtstag gefeiert das war von einem Freund der Vater groß gefeiert ganz toll, die Söhne haben das ganz toll gemacht und der Mann ist an diesem Abend noch gestorben, ne und irgendwie haben wir was erzählt da sagt der zu mir Mädchen vergiss es es liegt hinter dir und diesen Satz werde ich so manches Mal in meinem Leben den habe ich gerade hier habe ich oft daran denken müssen was er mir gesagt hat. Es liegt hinter dir guck nach vorne und das muss man auch machen, weil *sonst verliert man echt alles und man verliert den Glauben an die Menschheit (lachend)* wenn man dann so einen Arzt der da auch rumpudelt glauben bohrt da in den Nerven rein und man kann nur noch schreien also das ist dann schon ja nicht mehr witzig ja also dann denke ich dann immer dran was hat er gesagt der [XX] es liegt hinter dir denk dran es liegt hinter dir *Mensch [XX] (leise)* ... das sind so Sachen dann wo ich dann öfters dann sagen wir mal auch von den Ältern profitiere

I: Frau [XX] an dieser Stelle möchte ich gerne noch mal nachfragen, ob Sie auch bisher schon Gespräche erlebt haben mit Studenten Gespräche mit Medizinstudenten?

T1: Also eine Freundin von mir ist Medizinerin Allgemeinmedizinerin aber wir sprechen eigentlich so über das Medizinische wenn was witziges war sagen wir mal so ja aber ansonsten nicht. Moment also es passieren ja manchmal wirklich Dinge dann auch in der Praxis und ähhm wo also auch das äh sagen wir mal wo sie nichts über den Patienten sagt oder so da reden wir dann mal so drüber wenn das so was lustiges ist aber sonst nicht

I: Frau [XX] Sie haben eben über dieses sehr intensive Erlebnis berichtet mit dem Arzt haben sie irgendeine Idee eine Phantasie wieso der sich so verhalten hat?

Der Patient am Lebensende 137

TI: also ich denke mir oder ich kann mir vorstellen, dass er selbst vielleicht die Panik gekriegt hat weil ich so reagiert habe auch vielleicht hat er es das erste Mal gemacht... in der Form... oder aber sagen wir mal er hat schon ich weiß, dass er schon auf der Intensiv gearbeitet hat aber ich denke noch nicht so intensiv auf der Intensiv also ich bin da ich glaube ich vermute, dass ihn diese... soll ich sagen größere Erfahrung fehlt deswegen vielleicht, dass er überhaupt nicht wusste wie er reagieren sollte ich kann mir vorstellen, dass er das... überhaupt keinen Plan hatte wie er reagieren soll das ist ja oft so wenn man gar nicht reagiert, dass man nicht weiß wie man reagieren soll ...oder was das richtige ist von der Reaktion

I: was wäre denn das Richtige gewesen?

TI: ... es wäre das (?00:36:10 – 00:36:12?) nächste Frage ja was wäre das richtige vielleicht mal kurz zu stoppen zu sagen passen Sie mal auf wir müssen es so machen es geht nicht anders aber die Kommunikation kurz mit wenn auch nur kurz suchen ich weiß es nicht genau

I: wie wäre das gewesen die Kommunikation

TI: wie es geholfen hätte?

I: Wie wäre das genau abgelaufen

TI: weiß nicht vielleicht, dass er erklärt hätte es geht nicht anders wir müssen das so machen aus den und den Gründen einfach ein Erklärungsbedarf

I: Hätte er auch irgendetwas gemacht?

TI: ja gut ich musste wieder weil sich das gelöst hatte aber man ich hätte rückfragen können ob es eine andere Möglichkeit gäbe ja anders zu nähen anders zu reagieren das anders zu machen keine Ahnung wenn ich ehrlich bin so richtig weiß ich das auch gar nicht ... (?00:37:35 – 00:37:37?) (leise) ob es geholfen hätte glaube ich nicht letztendlich hätte es ja gemacht werden müssen

I: Hätte was anderes auch helfen können?

TI: ja gut wenn was genäht werden muss oder befestigt werden muss wie wollen Sie es machen so

I: das ist die Tatsachenebene

TI: ja objektiv gesehen, es musste genäht werden es musste festgemacht werden

I: Hätte Ihnen eine besondere Verhaltensform oder etwas

TI: eine Erklärungsform vorher

I: Erklärungsform

TI: ein Erklärungsbedarf der vorher gekommen wäre vielleicht was er macht er sagte nur wir nähen mal ich sage machen Sie betäuben Sie dann ja er betäubt aber er hat

T1: ja ich habe ihm auch was dazu gesagt. Ich habe ihm gesagt er muss er ist er kommt mir introvertiert vor er ist zu ruhig da kommt jetzt so wie bei Ihnen kommen auch Gegenfragen dass sie sagen so was meinen Sie wie hätte es anders laufen können usw. und das hat mir gefehlt bei ihm das habe ich ihm aber auch gesagt .. habe ich gesagt, darf ich Ihnen jetzt mal was sagen da habe ich gesagt Sie kommen mir introvertiert vor da kommt nichts rüber sage ich ich erwarte eigentlich von einem Psychologen der mir hilft helfen heißt ja auch nachfragen weil ich es kann ja sein, dass er durch das ein oder andere ich will nicht sagen was sieht ähm .. das ich ihm was mitteile wo er Nachfragen hat oder Fragen dazu hat und ich habe gesagt, dass hat mir einfach gefehlt das weiß er aber

T1: jaja ich weiß diesen jungen Mann ja ja wie habe ich das erlebt ich habe das .. ja ich habe erzählt im Prinzip, was ich Ihnen auch gesagt habe was mir passiert ist .. ja das war es dann eigentlich und dann habe ich gewartet, dass was kommt aber da kam nichts

T1: Unerfahrenheit .. ich sage einfach das ist halt ich meine man lernt ja nichts umsonst das ist einfach eine gewisse Unerfahrenheit die erst kommen muss und ähh ja da das braucht seine Zeit also ich ich denke nicht, dass es dass man das jetzt mit Unwissenheit vergleichen sollte, sondern einfach die Unerfahrenheit weil das ist für mich ein Unterschied ob ich nicht wissend bin oder unerfahren bin ja also das ist gerade auch in dieser Materie wie sie sagten die die so jetzt ein spezielles Thema haben auch das ist ja wieder eine Sonderaktion

T1: ja die Krankheit als solche ja das damit, dass es eine schwere Krankheit ist im Hintergrund und jetzt nicht kein Ehedrama oder was weiß ich nicht so meine ich das jetzt und ich denke mir einfach, dass er er war sehr aufmerksam .. har sehr intensiv zugehört kann ich nicht anders sagen und wie gesagt hat <u>nicht</u> viel dazu <u>beigetr</u>agen *ich weiß nicht ob Sie verstehen wie ich das meine (leise)*

T1: dazu beigetragen eben diese Nachfragen .. nach Hintergründe wie haben Sie das empfunden wenn das oder das ist war oder ähh ja ja was für Gefühle empfunden ja so meine ich das jetzt

T1: für mich war das ok weil ich wusste dass es ein Student war dass ich wusste, dass ihm die Erfahrung seinerseits noch nicht so da war und dadurch auch etliches tolerieren konnte tolerieren heißt auch dieses Nicht-Nachfragen.

T1: was ich bei einem normalen Psychologen mit Sicherheit nicht geduldet hätte dem hätte ich den Breitmarsch gegeben

T1: ich bin Ärzten gegenüber teilweise sehr ich will nicht sagen aggressiv aber sehr vorsichtig

T1: ja. Ja was soll ich denn dazu sagen also aufmerksam habe ich ich habe das Gefühl gehabt er hat mir aufmerksam zugehört ich habe den Eindruck gehabt er hat das alles registriert aber dass er vielleicht eben diese Nicht-Erfahrung nicht wusste wie er dann damit umzugehen hat

T1: also dass das Reden gut tut das Gespräch suchen gut tut ... dass ich das das ich das eigentlich als positiv empfinde diese Möglichkeit zu haben auch darüber zu reden weil es ist nicht normal, dass man so über seine Krankheit reden kann in der Ausführlichkeit was ich sagen wir mal was sein muss sonst kriegen Sie das ja gar nicht gebacken wenn man das *gebacken meine ich jetzt (lachend)* ähm man kriegt das nicht in man sagt in der Kürze liegt die Würze aber das kriegen Sie nicht hin bei so einer Krankheit

T1: also das heißt man braucht Zeit das einem dass jemand einem Zeit gibt das einfach kommunikativ mitzuteilen, auch in der Ausführlichkeit oder nicht wie er das braucht ich mein der eine mehr der andere weniger ich denke das ist unterschiedlich auch wie viel einer sagen möchte ich denke, da gibt es auch Unterschiede.

T1: Die Studenten sollten nicht so viel Angst haben so viele Hemmungen haben diesen Menschen gegenüber also ruhig fragen ruhig denen entgegenkommen und sagen ja wie haben Sie das empfunden oder wie Sie vorhin auch fragten was für ein Gefühl hatten Sie dabei ja was was kommt bei Ihnen da hoch ja also sich nicht scheuen diese Fragen zu stellen weil ich finde das wichtig ich finde genau das hat mir gefehlt bei Ihrem Studenten diese Scheu kann man ja auch sagen eine gewisse Scheu oder Angst jemandem zu Nahe zu treten ja und ich denke das sollte nicht der Fall sein Sie sollten ruhig mehr aktiver sein und ähm ja eben diese Scheu ein bisschen ablassen weglassen

T1: .. hmm es ist schwierig ich kann mir das vorstellen diese Scheu zu überwinden .. ja ich denke mal einfach so auch in das sich auf das Gespräch klar bereiten die sich vor aber auch in der Vorbereitung zu sagen es sind Menschen, die haben was mitgemacht durchgemacht sie sind bereit dazu zu diesem Gespräch entsprechend bin ich bereit auch diese diesen Hinterhalt diesen diesen wie soll ich das sagen ja diesen .. einfach diesen das was gewesen ist auch die Emotionen auch zu hinterfragen also da keine Angst vor zu haben also ich meine es ist ja es heißt ja ganz klar, wenn ich nicht möchte kann ich abbrechen oder kann sagen möchte ich nicht beantworten und ich denke diese wenn ich diese diese ähh diese Maßnahme habe diese Möglichkeit habe brauche ich auch keine Angst haben wenn ich eine Frage stelle wenn ich unsicher bin kann ich ja sagen ich stelle Ihnen jetzt eine Frage, wenn Sie ihnen unangenehm ist oder Sie möchten sie nicht beantworten sagen Sie es gleich es ist kein Problem und ich denke mir dadurch ist auch schon eine Hürde genommen *dadurch ist eine Hürde schon genommen (lauter)*

T1: den Menschen weh zu tun .. denen weh zu tun und denen den Menschen die Menschen dran zu erinnern die Menschen einfach weiter in die Wunde rein zu drücken sage ich jetzt mal, dass die da so ein bisschen ja Bedenken haben ich würde nicht sagen Angst haben Angst ist das falsche Wort ich denke, dass das da einfach so dieses emotionale dann so stark hoch kommt so denke ich mir das

T1: gerne

T1: zu viel Angst zu viel Bammel haben diese Angst diese Unsicherheit, die müssen die sich nehmen also ich ich für meinen für meine Person denke dass muss nicht sein, wenn ich mich zu so was bereit erkläre, dann bin ich bereit auch Fragen zu beantworten dann bin bereit auch ja auch Fragen auch wenn sie es gibt keine falschen Fragen verstehen Sie mich nicht falsch es gibt nur falsche Reaktionen ja und ich denke mir es kann nur falsche Reaktionen geben in dem Moment, weil wenn ich sage ich mache da mit ich bemühe mich den Studenten zu helfen, dass die ein Stück weiter kommen oder das da eine Lernphase oder Lehrphase oder wie man das nennen möchte das man da einfach ein Stück weiter kommt und einfach diese diese .. ja diese diese ja diese nicht Angst ich weiß nicht wie ich das sagen soll zu nehmen das brauchen die nicht haben und wenn dann sind das die falschen Leute die sagen ähh ich mache da mit.

Analysematrix 1

Wie bereits von Frau Ramsenthaler ausgeführt wurde, ist das Ziel der qualitativen Inhaltsanalyse eine Zusammenfassung des Textes, die den im Text enthaltenen Sinn in Kategorien darstellt. Hierfür können verschiedene Ablaufmodelle zum Einsatz kommen (Zusammenfassung, Explikation, Strukturierung). In dem hier dargestellten Fall handelt es sich um ein Beispiel für die Zusammenfassung, die an einem der fünf verwendeten Interviews demonstriert wird. Nach Transkription, Bekanntmachung mit dem Material und Beschreibung eines Oberthemas der gesamten Auswertungseinheit, werden die einzelnen Kodiereinheiten der Reihe nach in eine Tabelle übertragen und paraphrasiert (siehe Ramsenthaler ‚Festlegung des Ablaufmodells und Festlegung der Analyseeinheiten'). In den weiteren Schritten werden dann die Arbeitsschritte vollzogen, die im Abschnitt 4.5 ausführlich dargestellt sind. Die folgenden Tabellen verdeutlichen das Vorgehen. Um ein enges Arbeiten am Datenmaterial zu ermöglichen, ist es wichtig, dass zu jedem Zeitpunkt nachvollzogen werden kann auf welche konkrete Stelle der Auswertungseinheit sich der jeweilige Schritt bezieht. Hierfür ist genaues Arbeiten und viel Geduld notwendig.

Interview	Zeile	Nr.	Paraphrase 1	Paraphrase 2	Generalisierung 1	Generalisierung 2	Nr.	Reduktion
1	337	1	Ich habe ihm dazu was gesagt.		Rückmeldung des Patienten an den Studenten			
1	338	2	Ich habe ihm gesagt, er kommt mir introvertiert vor.		Rückmeldung: Introvertiertheit			negative Rückmeldungen zum Gesprächsverhalten des Studenten (2, 3, 4, 5, 6, 13, 24, 25)
1	338	3	Ich habe ihm gesagt, er ist zu ruhig.		Rückmeldung: Mangel an aktiver Beteiligung			
1	339	4	Bei ihnen kommen auch Gegenfragen, das hat mir gefehlt bei ihm.		Fehlen von Gegenfragen des Studenten			
1	342	5	Ich habe ihm gesagt, sie kommen mir introvertiert vor.		Rückmeldung: Introvertiertheit			
1	342	6	Ich sagte, da kommt nichts rüber.		Rückmeldung: fehlende Resonanz			
1	343	7	Ich erwarte von einem Psychologen, der mir hilft, auch nachzufragen.		Erwartung: Hilfe durch Nachfragen	Erwartungen an das Seminar (7, 8, 13, 17)		Erwartungen an das Seminar (7, 8, 13, 17, 46, 73, 74)
1	344	8	Es kann sein, dass er durch das ein oder andere was sieht.		Möglichkeit durch bestimmte Techniken etwas zu sehen			
1	345	9	Es kann sein, dass ich ihm was mitteile, wo er Nachfragen zu hat.		Erwartung: Hilfe durch Nachfragen			
1	345	10	Das hat mir gefehlt, das weiß er aber.		Rückmeldung: Mangel an aktiver Beteiligung			
1	352	11	Im Prinzip habe ich erzählt, was mir passiert ist.		Erzählung was passiert ist	Gesprächsverlauf/Inhalt		
1	353	12	Das war es dann eigentlich.		Student als passiver Zuhörer			
1	354	13	Dann habe ich gewartet, dass was kommt, aber da kam nichts.		vergebliches Warten auf Gesprächsführung durch den Studenten			
1	356	14	Ich sage einfach, das ist Unerfahrenheit.		Begründung: Unerfahrenheit			
1	356	15	Man lernt ja nichts um sonst.		Lernen als Voraussetzung für Gesprächsführung			
1	357	16	Das ist einfach eine gewisse Unerfahrenheit, die erst kommen muss und das braucht seine Zeit.	Das ist eine gewisse Erfahrung, die erst kommen muss. Das braucht Zeit.	Unerfahrenheit als Begründung; Zeit zum Erfahrungssammeln als Voraussetzung	Bewusstsein über die Notwendigkeit der Kompetenzentwicklung		Voraussetzungen für die Teilnahme am Seminar (16, 17, 18, 41, 44, 57, 70, 71)
1	358	17	Ich denke nicht, dass man das mit Unwissenheit vergleichen sollte.		Abgrenzung von Unerfahrenheit gegenüber Unwissenheit			
1	359	18	Es ist für mich ein Unterschied, ob ich nicht-wissend oder unerfahren bin.		Unterscheidung von Nicht-Wissen und Unerfahrenheit			
1	361	19	Das ist gerade auch in dieser Materie mit so einem speziellen Thema eine Sonderaktion.		Spezialität des Themas als Begründung für besondere Herausforderung	Begründung: Spezialität des Themas, Notwendigkeit der Kompetenzentwicklung		
1	364	20	Die Krankheit als solche ist ein spezielles Thema.		Krebs als spezielles Thema	Begründung: Krebs als spezielles Thema		
1	365	21	Eine schwere Krankheit im Hintergrund und kein Ehedrama.		Abgrenzung einer schweren Erkrankung gegenüber Ehedrama			
1	366	22	Er war sehr aufmerksam.		Bewertung: Aufmerksamkeit des Studenten			Qualität der Gesprächsführung zwischen Patient und Student (22, 23, 24, 25, 34, 62)
1	367	23	Er hat sehr intensiv zugehört.		Bewertung: intensives Zuhören des Studenten			
1	367	24	Er hat nicht viel dazu beigetragen.		Bewertung: Student als passiver Zuhörer			
1	370	25	Er hat nicht durch Nachfragen von Hintergründen beigetragen.		Bewertung: fehlendes Nachfragen			
1	371	26	Er hat nicht gefragt, wie haben Sie das empfunden, was für Gefühle, wenn das oder das war.		Bewertung: fehlendes Nachfragen nach Gefühlen			
1	374	27	Für mich war das ok, weil ich wußte, dass es ein Student war.		Bewußtsein über die Ausbildungssituation relativiert die Einschätzung über das Gespräch			
1	375	28	Ich wußte, dass bei ihm die Erfahrung noch nicht so da war.		Bewußtsein über Unerfahrenheit	Bewußtsein über Unerfahrenheit		Reaktionen des Patienten im Seminar (29, 30, 31)
1	376	29	Ich konnte dadurch auch etliches tolerieren.		Toleranz dadurch bewußtes über Unerfahrenheit			
1	376	30	Ich konnte dieses nicht-nachfragen tolerieren.		Toleranz des passiven Verhaltens			
1	378	31	Bei einem normalen Psychologen hätte ich das mit Sicherheit nicht geduldet.		Bewußtsein über die Ausbildungssituation relativiert die Einschätzung über das Gespräch			

Tabelle 27: Teil 1/3 der Analysematrix von Interview 1

Der Patient am Lebensende 145

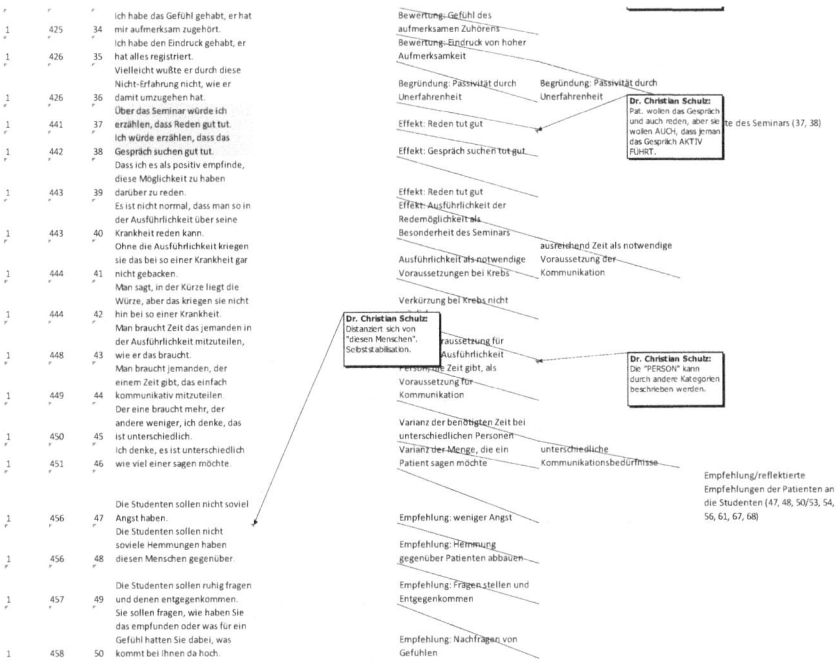

Tabelle 28: Teil 2/3 der Analysematrix für Interview 2

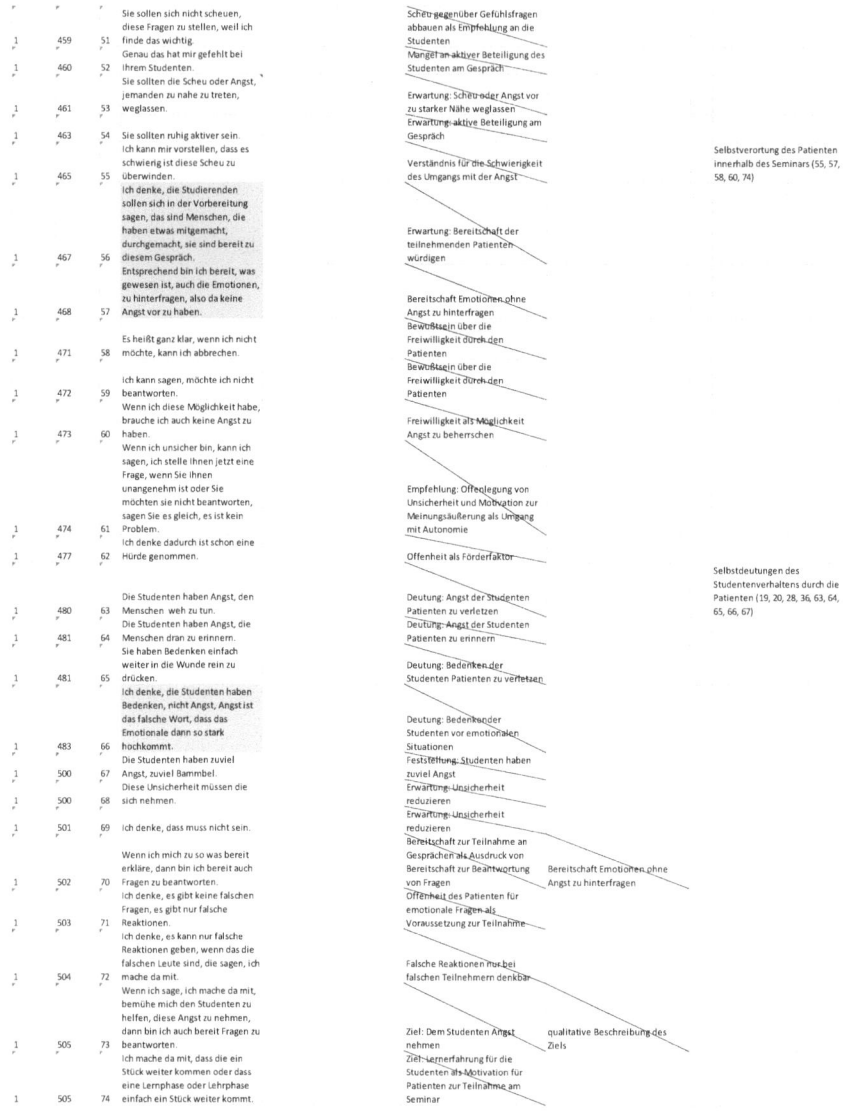

Tabelle 29: Teil 3/3 der Analysematrix für Interview 1

Christine Dunger

Qualitative Inhaltsanalyse – eine kommentierte Literaturliste

Die folgende Literaturübersicht stellt grundlegende Artikel und Monographien zur Qualitativen Inhaltsanalyse vor. Die Ausführungen dieser weiterführenden Literatur werden kurz dargestellt und kritisch reflektiert.

Es folgt die Besprechung einer Studie aus dem Bereich Palliative Care/Lebensende, in der die Qualitative Inhaltsanalyse zur Datenauswertung genutzt wurde. Die Studie entstammt dem deutschsprachigen Raum und führt die Anwendung der Qualitativen Inhaltsanalyse als Teil einer Studie vor. In dieser wird ein Methodenmix angewendet, d. h. der qualitativen Erhebung und Auswertung folgt ein quantitativer Studienteil, der auf den entwickelten Kategorien aufbaut.

Die Literatur wird nachfolgend in zwei Abschnitten vorgestellt. Im ersten Abschnitt befinden sich Monographien, die die Qualitative Inhaltsanalyse beschreiben, im zweiten werden Artikel zum Thema aufgegriffen. Diese formale Einteilung wurde gewählt, da in den Beiträgen oftmals theoretische und forschungspraktische Aspekte miteinander verschmelzen und eine Sortierung in diesem Sinne wenig geeignet erscheint.

Nicht aufgenommen wurden in die Literaturliste Kurzeinführungen in die Qualitative Inhaltsanalyse aus allgemeinen Methodenbüchern oder Anwendungsbeispiele aus einzelnen Fachbereichen (bspw. Psychologie, Pädagogik).

1. Monographien

Mayring, P. (2010): *Qualitative Inhaltsanalyse. Grundlagen und Techniken.* 11., aktualisierte und überarbeitete Auflage. Weinheim und Basel. 144 Seiten.

Das Buch bietet eine umfassende Einführung in die Historie und Entstehung der Qualitativen Inhaltsanalyse sowie in allgemeine Grundlagen qualitativer Analyseverfahren. Dazu zählt auch die Herleitung der Analyseschritte (Techniken) der Qualitativen Inhaltsanalyse aus anderen qualitativen analytischen Ansätzen. Die vorgestellten Techniken werden zudem an einem Beispiel – ein bereits Mitte der 80er Jahre durchgeführtes DFG-Projekt zur Lehrerarbeitslosigkeit - gut und übersichtlich angewendet, wobei auf jede Technik explizit eingegangen wird.

Zahlreiche Passagen des vorliegenden Buches sind aus früheren Aufsätzen Mayrings bekannt. Die 11. Auflage von 2010 ist die aktuellste Fassung der Qualitativen Inhaltsanalyse und zwar aus Sicht Mayrings, ihres bekanntesten Vertreters in der Gegenwart.

Mayring konzentriert sich auf die Vermittlung der Grundlagen für Forschungspraktiker, die die Methode anwenden wollen. Dabei wird die komplexe Anwendung deutlich, auch im Hinblick auf speziell computerisierte Analysen.

Zu den Gütekriterien der Inhaltsanalyse wird eine Übersicht klassischer und speziell qualitativer Kriterien gegeben. Die Darstellung der Grenzen der Qualitativen Inhaltsanalyse und ihrer kritischen Punkte ist sehr knapp, obgleich die ausführliche Herleitung der Methode eine differenziertere Auseinandersetzung begünstigt. Eine wissenschaftstheoretische Reflexion fehlt.

Mayring, P. (2000): *Qualitative Inhaltsanalyse.* In: Flick, U. et al. (2000): *Qualitative Forschung. Ein Handbuch.* Hamburg. 669-680.

Dieser Grundlagentext beschreibt sehr gut und plausibel den Entstehungshintergrund der Qualitativen Inhaltsanalyse. Ausgehend von ihren Grundannahmen wird in einem zweiten Schritt der theoretische Hintergrund der Qualitativen Inhaltsanalyse nach Mayring erläutert, um schließlich an einem Beispiel (ein Projekt zur Lehrerarbeitslosigkeit) die Anwendung zu verdeutlichen.

Besonders wertvoll ist der Vergleich der zusammenfassenden und der strukturierenden Inhaltsanalyse mit Hilfe des gleichen Datenmaterials. Auf die in-/deduktive Logik des Schlussfolgerns geht Mayring nicht ein. Auch die Anwendung von Gütekriterien wird nur oberflächlich aufgegriffen.

Gläser, J., Laudel, G. (2010): *Experteninterviews und qualitative Inhaltsanalyse.* 4. Auflage. Wiesbaden. 346 Seiten.

Dieses Lehrbuch von Gläser und Laudel beschreibt die Qualitative Inhaltsanalyse im Zusammenhang mit der Datenerhebungsmethode der Experteninterviews. Grund dieser Fokussierung ist einerseits das Bemühen um ein systematisches Vorgehen in der qualitativen Sozialforschung und andererseits das klar formulierte Forschungsziel der Rekonstruktion sozialer Sachverhalte, Situationen oder Prozesse.

Das Buch führt mittels einer Reflexion wissenschaftstheoretischer, methodischer und (forschungs)ethischer Grundlagen, zu der auch eine Einordnung der gängigen Analysemethoden der qualitativen Sozialforschung gehört, zur Begründung und Anwendung der Qualitativen Inhaltsanalyse. Besonderen Wert wird auf die Konstruktion des theoretischen Modells zur Auswertung des Materials und der dazugehörigen Ausdifferenzierung der Variablen gelegt. Die Autoren stellen heraus, dass die von ihnen vorgestellte Qualitative Inhaltsanalyse zwar durch Mayrings inhaltsanalytische Techniken inspiriert ist, sich jedoch beträchtlich von ihnen unterscheidet. Besonders das systematische Verfahren mittels theoriegeleiteter Variablen, die jedoch im Prozess auch erweitert werden können, und die Entfernung vom Ursprungstext als Datenmaterial sind hier zu nennen. Der Text enthält zwar die Daten, ist aber selbst nicht Gegenstand der Untersuchung.

Immer wieder erfolgt der Hinweis auf Verbindungen oder Unterschiede zu quantitativen Methoden; es werden Parallelen in der Systematik herausgestellt. Bei dieser Bemühung um Systematisierung im Sinne einer nicht naiven und intuitiv-verfälschenden Offenheit gelingt es jedoch leider nicht, kritische Fragen im Rahmen qualitativer Sozialforschung differenziert zu diskutieren. Dies, so die Autoren, ist jedoch auch nicht Ziel des Lehrbuches. Die computergestützte Auswertung wird mittels selbst entwickelter Makros für Word-Dokumente dargestellt und lässt die intensivere Auseinandersetzung mit gängigen Computerprogrammen vermissen.

Das Buch ist verständlich gegliedert und gibt sowohl einen theoretischen Überblick über die Systematik dieser Form der Qualitativen Inhaltsanalyse, als auch eine sehr gute, an Beispielen erläuterte Anleitung zur Anwendung der Methode. Fragen am Ende der Kapitel bieten die Möglichkeit zur Überprüfung des Verständnisses.

Steigleder, S. (2008): Die strukturierende Qualitative Inhaltsanalyse im Praxistest. 1. Auflage. Marburg. 211 Seiten.

Die publizierte Dissertation der Soziologin Sandra Steigleder bietet eine theoretisch fundierte und empirisch-systematisch begründete Präzisierung, aber auch Modifizierung der strukturierenden Qualitativen Inhaltsanalyse nach Mayring. Ausgehend von allgemeinen Anforderungen an wissenschaftliche Methoden einerseits und dem immer wieder als Grundproblem der Qualitativen Inhaltsanalyse beschriebenen nicht gelösten Spannungsverhältnis zwischen Offenheit und Regelgeleitetheit andererseits, analysiert Steigleder die strukturierende Qualitative Inhaltsanalyse auf forschungspraktischer wie auch methodischer Ebene.

Die Darstellung des theoretischen Hintergrunds inklusive einer Diskussion der internationalen Bedeutung der Qualitativen Inhaltsanalyse und ihrer Position in der allgemeinen Methodendiskussion ist umfassend. Forschungspraktische und methodische Aspekte arbeitet sie anhand einer rekonstruktiven Einzelfallanalyse (nach den Empfehlungen von Mayring) dreier soziologischer Studien aus, die sie selbst durchgeführt hat. Anhand der in der Auswertung vorgenommenen Modifizierungen der methodisch und thematisch verschiedenen Studien werden charakteristische Schwierigkeiten sowie in der Konzeption begründete Probleme der strukturierenden Qualitativen Inhaltsanalyse identifiziert. Ergebnis ist die Präzisierung des Vorgehens nach Mayring, aber auch ein Vorschlag für ein alternatives Auswertungsverfahren der strukturierenden Qualitativen Inhaltsanalyse. Das Buch ist leicht verständlich geschrieben und klar strukturiert. Angesichts der Komplexität der Argumentation und Tiefe der Diskussion sind jedoch gute methodische Kenntnisse notwendig. Zu berücksichtigen ist zudem, dass – obgleich die Qualitative Inhaltsanalyse inklusive aller Auswertungstechniken dargestellt wird – die eigentliche Studie sich nur der strukturierenden Qualitativen Inhaltsanalyse nach Mayring widmet.

Kuckartz, U. (2012): Qualitative Inhaltsanalyse. Methoden, Praxis, Computerunterstützung. 1. Auflage. Weinheim und Basel. 188 Seiten.

Das 2012 in der Erstauflage erschienene Lehrbuch knüpft an die von Phillip Mayring eingeführte Qualitative Inhaltsanalyse an und entwickelt sie eigenständig weiter. Kuckartz geht dabei zunächst von den Verunsicherungen aus, die Doktoranden und Nachwuchswissenschaftler beim Umgang mit qualitativer Forschung durchleben. Er zeigt in einer Grundlagenbetrachtung noch einmal auf, dass qualitative Forschung eigene Methoden entwickelt hat und dadurch dem Anekdotismus entgehen kann.

In straffer Form werden weiterhin Geschichte, Herkunft und wissenschaftstheoretische Aspekte der klassischen Inhaltsanalyse vorgestellt. Die Darstellung der systematischen Grundlagen wird als Vorbereitung zur Durchführung einer Qualitativen Inhaltsanalyse präsentiert. Demnach soll sich der Forscher über die Fragestellung und das Ziel seines Unternehmens klar werden, Inhalte und Datenträger, die im Mittelpunkt stehen, genau bestimmen. Zum Propädeutikum gehört weiterhin die Kenntnis zentraler Begriffe wir *Kategorie, induktive/deduktive Kategorienbildung, Einheit* und *Codierer*.

Die Besonderheit des vorliegenden Buches besteht darin, drei verschiedene Methoden Qualitativer Inhaltsanalyse vorzustellen, die in gewisser Hinsicht aufeinander aufbauen. Alle drei sind kategorienbasierte Auswertungen, denen es um eine Reduktion von Komplexität geht.

Die *inhaltlich strukturierende Inhaltsanalyse* ist eine Art Basisarbeit der Identifizierung von Themen, Kategorien und deren Relationen. Der *evaluativen Inhaltsanalyse* geht es demgegenüber um die Einschätzung und Bewertung von Inhalten. Die *typenbildende Inhaltsanalyse* dient schließlich dazu, wie bereits in der klassischen Soziologie Max Webers oder Marie Jahodas, mehrdimensionale Muster zu entwickeln, um komplexe Gegenstände und Themenfelder ordnen zu können. Dabei kann auf die Ergebnisse von inhaltlicher und bewertender Analyse zurückgegriffen werden.

Die computergestützte Durchführung der drei Versionen der Inhaltsanalyse im Hinblick auf Audio- und Videomaterial zeigt, dass der klassische Text nicht der einzige Datenträger der Qualitativen Inhaltsanalyse sein muss. Abschließend wird die Handhabung externer und interner Gütekriterien beschrieben, die über die Geltung einer Inhaltsanalyse Auskunft geben kann.

2. Journalartikel

Mayring, P. (2000). *Qualitative Inhaltsanalyse.* In: *Forum Qualitative Sozialforschung* 1 (2). 2000. Artikel 20. Online unter: http://nbn-resolving.de/ urn:nbn:de: 0114-fqs0002204 (13.062012).

Auch dieser Beitrag Mayrings erläutert die Grundzüge und den Hintergrund der Qualitativen Inhaltsanalyse. Dabei fokussiert Mayring jedoch auf die unterschiedlichen Wege der Kategorienbildung (in-/deduktives Schlussfolgern). Er zieht dazu auch ein Anwendungsbeispiel deduktiver Kategorienbildung heran.

Offen bleibt die Verbindung zu den drei Auswertungsmethoden der Qualitativen Inhaltsanalyse und auch der Abschnitt zur computergestützten Analyse streift das Thema lediglich kurz.

Kohlbacher, F. (2006): *The use of qualitative content analysis in case study research.* In: *Forum Qualitative Sozialforschung* 7. 2006. Artikel 21. Online unter: http://www.qualitative-research.net/index.php/fqs/article/view/75/153 (13.06.2012).

Der 2006 erschienene englische Artikel von Kohlbacher zur *Qualitative Content Analysis* stellt zunächst allgemeine Grundlagen qualitativer Forschung dar, fokussiert dann auf den Forschungsprozess, Fallstudien und bespricht die Qualitative Inhaltsanalyse (die genannte *Qualitative Content Analysis*) nach Mayring. Dabei gelingt es Kohlbacher besonders gut, die Verknüpfung der unterschiedlichen Aspekte der Methode zu einem Gesamtbild herzustellen. Er erläutert viele Punkte, insbesondere solche zur Kategorienbildung, die in den meisten Arbeiten jüngeren Datums offen bleiben.

Mit der Einordnung der Qualitativen Inhaltsanalyse in den Kontext qualitativer Forschung, anderer Ansätze und mit der Verbindung zu Fallstudien sowie Methodenmix ist dieser Artikel besonders für Leser geeignet, die bereits Grundkenntnisse zur Qualitativen Inhaltsanalyse und erweiterte Kenntnisse im Bereich Forschungsmethoden haben.

Uni Augsburg. *Qualitative Inhaltsanalyse.* Allgemeine Information. Online unter: http://qsf.e-learning.imb-uni-augsburg.de/node/531 (13.06.2012).

Das Institut für Medien und Bildungstechnologie an der Universität Augsburg hält online Übersichten zu Methoden der Qualitativen Sozialforschung bereit. Die Einführung in und die grundlegende Beschreibung der Qualitativen Inhaltsanalyse ist leicht verständlich und kostenlos zugänglich. Sie gibt einen

Überblick und stellt die drei Analysetechniken gegenüber. Damit ist sie für Anfänger geeignet, die eine grundsätzliche Orientierung wünschen.
Jenull-Schiefer, B., Mayr, M., Mayring, P. (2006). Hinter jeder Tür der lauernde Tod. Institutionalisiertes Sterben. In: Zeitschrift für Gerontologie und Geriatrie 39 (4). 2006. 308-314

Die durch gesellschaftliche Entwicklungen bedingte Institutionalisierung betagter Menschen führt auch zu einer Delegation von Tod und Sterben, d.h. einer Delegation an Spezialisten. Jenull-Schiefer et al. untersuchen in dieser Studie die Belastung von Menschen, die in einer solchen spezialisierten Einrichtung arbeiten, durch den regelmäßigen Umgang mit Sterbenden. Fokussiert wird auf alle Mitarbeiter der stationären Altenpflege (Pflegende, wie auch Köche, Reinigungspersonal, usw.). Ziel ist zunächst in einem qualitativen Studienteil mit wenigen Teilnehmern zu beschreiben, wie der Umgang mit Sterbenden ist und dann die daraus gewonnenen Ergebnisse an einer größeren Stichprobe, mittels eines quantitativen Fragebogens, zu testen.

Diese Studie zeigt somit, wie die Qualitative Inhaltsanalyse genutzt wird, um aus qualitativen Interviewdaten ein Kategoriensystem induktiv zu erarbeiten, welches in einem weiteren Schritt als Fragebogen angewendet wird. Sie ist die einzig bekannte unter Mayrings Mitwirkung, die sich mit dem Umfeld des Lebensendes befasst.

Zu den Autoren

Univ.-Prof. Dr. Martin W. Schnell, M.A., ist Lehrstuhlinhaber für „Sozialphilosophie und Ethik" an der Fakultät für Kulturreflexion und das Studium Fundamentale und Direktor des „Instituts für Ethik und Kommunikation im Gesundheitswesen (IEKG)" an der Fakultät für Gesundheit der Universität Witten/Herdecke. Bundesvorsitzender der „Ethikkommission der Deutschen Gesellschaft für Pflegewissenschaft e. V.", Mitherausgeber des „Journals Phänomenologie", Tätigkeiten an Universitäten im In- und Ausland.

Dr. med. Christian Schulz, MSc, ist stellv. Leiter und Oberarzt am Interdisziplinären Zentrum für Palliativmedizin (IZP) des Universitätsklinikums der Heinrich-Heine-Universität Düsseldorf. Master of Science in Palliative Care am King's College, London. Doktorandenstudium in Existentieller Psychotherapie an der New School of Psychotherapy and Counselling (NSCP), London. Forschungstätigkeit an der Harvard Medical School, Boston, U.S.

Harald Kolbe, MScN, Pflegewissenschaftler, Projektleiter ESF-Teilprojekt MRV, Landschaftsverband Westfalen-Lippe, LWL-Maßregelvollzugsabteilung Westfalen, LWL-Maßregelvollzugsklinik Herne. Mitglied der „Ethikkommission der Deutschen Gesellschaft für Pflegewissenschaft e. V.". Forschungstätigkeit im Bereich „Das Lebensende in totalen Institutionen".

Christine Dunger, Gesundheits- und Krankenpflegerin, Pflegewissenschaftlerin (MSc), ist wissenschaftliche Mitarbeiterin am Lehrstuhl für „Sozialphilosophie und Ethik" an der Fakultät für Kulturreflexion und das Studium Fundamentale und am „Institut für Ethik und Kommunikation im Gesundheitswesen (IEKG)" an der Fakultät für Gesundheit der Universität Witten/Herdecke. Promovendin zum Thema „Pflegerische Entscheidungsfindung und schwere Atemnot", Mitarbeiterin der „Ethikkommission der Deutschen Gesellschaft für Pflegewissenschaft e. V." und Dozentin an der Paracelsus Medizinische Privatuniversität in Salzburg.

Christina Ramsenthaler, Dipl.-Psychologin, Research Assistant am Department of Palliative Care, Policy and Rehabilitation, School of Medicine, Kings's College, Cicely Saunders Institute, London, U.K.

VS Forschung | VS Research
Neu im Programm Psychologie

Marina Brandes
Wie wir sterben
Chancen und Grenzen einer
Versöhnung mit dem Tod
2011. 144 S. Br. EUR 34,95
ISBN 978-3-531-17886-8

Tobias Böhmelt
International Mediation Interaction
Synergy, Conflict, Effectiveness
2011. 145 S. Br. EUR 34,95
ISBN 978-3-531-18055-7

Peter Busch
Ökologische Lernpotenziale in Beratung und Therapie
2011. 287 S. Br. EUR 39,95
ISBN 978-3-531-17949-0

Thomas Casper-Kroll
Berufsvorbereitung aus entwicklungspsychologischer Perspektive
Theorie, Empirie und Praxis
2011. 111 S. Br. EUR 34,95
ISBN 978-3-531-17906-3

Michael Stephan /
Peter-Paul Gross (Hrsg.)
Organisation und Marketing von Coaching
Aktueller Stand in Forschung und Praxis
2011. 293 S. Br. EUR 39,95
ISBN 978-3-531-17830-1

Erhard Tietel / Roland Kunkel (Hrsg.)
Reflexiv-strategische Beratung
Gewerkschaften und betriebliche Interessenvertretungen professionell begleiten
2011. 227 S. Br. EUR 29,95
ISBN 978-3-531-17955-1

Robert H. Wegener / Agnès Fritze /
Michael Loebbert (Hrsg.)
Coaching entwickeln
Forschung und Praxis im Dialog
2011. 264 S. Br. EUR 34,95
ISBN 978-3-531-18024-3

Erhältlich im Buchhandel oder beim Verlag.
Änderungen vorbehalten. Stand: Juli 2011.

Einfach bestellen:
SpringerDE-service@springer.com
tel +49(0)6221 / 345 – 4301
springer-vs.de

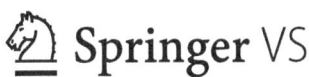

VS Forschung | VS Research
Neu im Programm Soziologie

Ina Findeisen
Hürdenlauf zur Exzellenz
Karrierestufen junger Wissenschaftlerinnen und Wissenschaftler
2011. 309 S. Br. EUR 39,95
ISBN 978-3-531-17919-3

David Glowsky
Globale Partnerwahl
Soziale Ungleichheit als Motor transnationaler Heiratsentscheidungen
2011. 246 S. Br. EUR 39,95
ISBN 978-3-531-17672-7

Grit Höppner
Alt und schön
Geschlecht und Körperbilder im Kontext neoliberaler Gesellschaften
2011. 130 S. Br. EUR 29,95
ISBN 978-3-531-17905-6

Andrea Lengerer
Partnerlosigkeit in Deutschland
Entwicklung und soziale Unterschiede
2011. 252 S. Br. EUR 29,95
ISBN 978-3-531-17792-2

Markus Ottersbach /
Claus-Ulrich Prölß (Hrsg.)
Flüchtlingsschutz als globale und lokale Herausforderung
2011. 195 S. (Beiträge zur Regional- und Migrationsforschung) Br. EUR 39,95
ISBN 978-3-531-17395-5

Tobias Schröder / Jana Huck /
Gerhard de Haan
Transfer sozialer Innovationen
Eine zukunftsorientierte Fallstudie zur nachhaltigen Siedlungsentwicklung
2011. 199 S. Br. EUR 34,95
ISBN 978-3-531-18139-4

Anke Wahl
Die Sprache des Geldes
Finanzmarktengagement zwischen Klassenlage und Lebensstil
2011. 198 S. r. EUR 34,95
ISBN 978-3-531-18206-3

Tobias Wiß
Der Wandel der Alterssicherung in Deutschland
Die Rolle der Sozialpartner
2011. 300 S. Br. EUR 39,95
ISBN 978-3-531-18211-7

Erhältlich im Buchhandel oder beim Verlag.
Änderungen vorbehalten. Stand: Juli 2011.

Einfach bestellen:
SpringerDE-service@springer.com
tel +49 (0)6221 / 3 45 – 4301
springer-vs.de

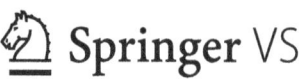

The manufacturer's authorised representative in the EU is Springer Nature Customer Service Centre GmbH, Europaplatz 3, 69115 Heidelberg, Germany. If you have any concerns regarding our products, please contact ProductSafety@springernature.com

Printed and bound by CPI Group (UK) Ltd, Croydon, CR0 4YY

23/03/2026

02076395-0010